指壓

중국지압의 원리와 증상별 지압치료법

실용 지압치료

박종관 저

서림문화사

머리말

　동양의학의 질병치료 방법은 서양의학의 방법과 다릅니다. 어떤 치료 방법이 우수한 것인지 판가름 할 수 있는 방법을 찾기는 어렵습니다. 여러 가지 질병이 우리에게 고통과 슬픔을 줍니다. 생(生) 노(老) 병(病) 사(死)는 우리 인간에게 주어진 피할 수 없는 명에입니다.

　살아가는 동안 사고에 의한 고통과 질병에 의한 고통을 줄이기 위해 갖가지 방법이 연구되었습니다. 현미경으로 병원균을 관찰할 수 없던 시기에는 질병이 귀신이나 마귀에 의한 것으로 생각되기도 했습니다. 많은 이론과 치료 방법이 지금까지 발전되고 연구 계승되고는 있으나 질병으로부터 완전한 자유를 얻을 수는 없습니다.

　우리의 생활 속에서 비교적 적은 지식으로 질병의 고통을 줄이려는 방법이 지압, 안마, 퇴나, 침구, 기공, 경혈 맛사지 등입니다. 지압은 일본을 통해 전해진 내용이 많습니다. 일본의 지압은 침구에서 사용되는 경혈을 침 대신 손가락으로 자극할 뿐 특별히 다른 이론이 아닙니다.

　퇴나(推拿)는 추나라고 하는 사람도 있는데 TUINA라는 중국어에서 비롯된 퇴나라고 발음하는 것이 옳습니다. 퇴나의 퇴는 누르고 밀고 비벼 마찰하는 방법을 말하고, 나는 움켜쥐고 주무르는 동작의 의미입니다. 퇴나는 지압과 안마, 여러 종류의 교정법, 경혈마찰법을 종합한 치료 방법입니다. 성인과 어린이, 건강한 사람과 질병이 있는 사람에게 대하는 수법이 구분되어 있습니다. 세계적으로 유명한 타이맛사지에서 볼 수 있는 수법도 많이 포함되어 있습니다.

　중국의학의 이론은 매우 어렵고 복잡합니다. 전문용어를 줄이고 가능한 한 쉽게 설명하려고 노력하였습니다. 가정의 건강요법으로 활용할 수 있도록 질병에 따른 치료법도 요약하였습니다. 건강을 위한 노력에 보탬이 되길 바랍니다.

○ 차례

제1장 원리와 수법
1. 지압의 치병 원리
　(1) 신경 기능의 조절 ································ 2
　(2) 생물학적 조절 ································· 4
　(3) 저항력의 증강 ································· 5
　(4) 근육과 관절의 활동성 증강 ······················ 7
2. 지압의 특징과 법칙
　(1) 지압요법의 특징 ······························· 9
　(2) 치료 원칙 ···································· 11
　(3) 주의 사항 ···································· 14
　(4) 지압요법의 적응증 ···························· 15
　(5) 지압요법의 금기 ······························ 16
3. 지압의 수법
　(1) 안법 ··· 19
　(2) 문지르기 ····································· 20
　(3) 눌러 밀기 ···································· 22
　(4) 움켜쥐기 ····································· 25
　(5) 굴려 밀기 ···································· 26
　(6) 기타 수법 ···································· 26
4. 치료법의 개요
　(1) 치료의 원칙 ·································· 31
　(2) 임상치료 ····································· 41
　(3) 수법의 연습 ·································· 42

제2장 상용혈위
　(1) 수구 ··· 44
　(2) 영향 ··· 45

차 례

- (3) 지창 ---- 45
- (4) 하관 ---- 46
- (5) 태양 ---- 46
- (6) 권료 ---- 47
- (7) 정명 ---- 48
- (8) 인당 ---- 48
- (9) 백회 ---- 49
- (10) 풍지 ---- 50
- (11) 견정 ---- 50
- (12) 대추 ---- 51
- (13) 결분 ---- 51
- (14) 예풍 ---- 52
- (15) 인영 ---- 53
- (16) 폐수 ---- 54
- (17) 심수 ---- 54
- (18) 간수 ---- 55
- (19) 담수 ---- 55
- (20) 비수 ---- 55
- (21) 노수 ---- 56
- (22) 천종 ---- 56
- (23) 거골 ---- 57
- (24) 명문 ---- 57
- (25) 신수 ---- 58
- (26) 요안 ---- 58
- (27) 대장수 ---- 58
- (28) 차료 ---- 58
- (29) 거료 ---- 59
- (30) 환도 ---- 59

○ 차례

(31) 천돌 ---- 60
(32) 선기 ---- 60
(33) 유근 ---- 60
(34) 기문 ---- 61
(35) 중완 ---- 61
(36) 신궐 ---- 62
(37) 기해 ---- 62
(38) 관원 ---- 62
(39) 천추 ---- 63
(40) 중충 ---- 63
(41) 합곡 ---- 64
(42) 중저 ---- 65
(43) 후계 ---- 65
(44) 열결 ---- 65
(45) 내관 ---- 65
(46) 척택 ---- 66
(47) 소해 ---- 67
(48) 외관 ---- 67
(49) 곡지 ---- 67
(50) 견우 ---- 67
(51) 용천 ---- 68
(52) 지음 ---- 69
(53) 곤륜 ---- 70
(54) 태충 ---- 71
(55) 공손 ---- 71
(56) 삼음교 ---- 72
(57) 음릉천 ---- 72
(58) 내정 ---- 73

차례 ○

(59) 족삼리 ----- 73
(60) 양릉천 ----- 73
(61) 승산 ----- 74
(62) 위중 ----- 74

제3장 증상과 치료
1. 지압의 임상응용
(1) 지압요법의 시술 ----- 76
(2) 지압요법의 강도 ----- 77
(3) 지압의 주의사항 ----- 77
(4) 지압과 기타 치료법의 배합 ----- 80

2. 증상과 치료의 실제
(1) 감기 ----- 82
(2) 기침, 가래, 기관지 천식 ----- 86
(3) 뇌혈관 이상의 중풍 ----- 94
(4) 더위 먹음 ----- 98
(5) 구토 ----- 100
(6) 헛구역질 ----- 103
(7) 위완통 ----- 104
(8) 복통과 위염 ----- 107
(9) 급성위염 ----- 110
(10) 만성위염 ----- 112
(11) 변비 ----- 114
(12) 설사 ----- 118
(13) 이질 ----- 121
(14) 두통 ----- 124
(15) 고혈압 ----- 127

○ 차례

(16) 생리통 ·· 129
(17) 요통 ·· 135
(18) 가슴과 옆구리의 통증 ······················· 138
(19) 유정과 양기부족 ······························ 140
(20) 폐경 ·· 146
(21) 자궁출혈 ·· 149
(22) 대하 ·· 153
(23) 임신 구토증 ···································· 155
(24) 유소 ·· 156

제4장 어린이 지압
1. 어린이의 지압요법
(1) 소아의 질병과 진단 ··························· 160
(2) 어린이에게 사용하는 수법 ·················· 162
(3) 주의사항 ··· 167
(4) 소아의 상용혈 ·································· 168
2. 어린이의 지압치료
(1) 발열 ··· 196
(2) 설사 ··· 211
(3) 경련 ··· 228
(4) 밤에 우는 아이 ································· 234

제5장 수족 안마
1. 수족 안마 건강법
(1) 손발의 중요성 ·································· 246
(2) 반사구 ·· 249
(3) 발 건강법 ·· 271

제 1 장 원리와 수법

지압을 통해 질병이 치료될 수 있는 원리와 중국 지압에 사용되는 여러 가지 기법을 배웁니다.
중국의학의 기초이론에 관해 알아봅니다.

지압의 치병 원리

지압은 안마, 퇴나, 안교 등으로 불린 고대 중국의학의 치료법입니다. 특별한 재료나 기구가 없어도 간단히 실행할 수 있고 빠른 치료 효과를 냅니다.

(1) 신경 기능의 조절

각 기관에 직접 간접으로 영향을 미치는 신경계는 신체에 광범위하게 분포하여 각 기능을 전달 지시하거나 신체 각 부위의 반응을 뇌에 전달합니다.

신경 기능이 뇌의 통제를 벗어나 이상이 생기면 스스로 흥분하거나 억제 상태가 지속되어 각 기관이 제대로 활동할 수 없는 교란이 일어나 질병이 발생합니다. 외부에서 침입한 질병의 병원체는 세균이나 바이러스 등이 주를 이루며, 약물을 투여하고 저항력을 길러 질병을 퇴치합니다.

신체 스스로의 균형을 잃고 평형 기능이 무너져 나타나는 질병은 약물로 치료하기도 어렵습니다. 이런 증상에 지압 요법을 시술하면 효과가 좋습니다. 여러 종류의 수법으로 반사성 신경부위에 자극을 주어 흥분과 억제 상태가 정상으로 돌아오게 하려고 노력합니다.

그러나 질병이란 쉽게 치료할 수 잇는 것이 아닙니다. 손가락으로 몇 번 누르고, 손으로 몇 번 주물러 해결할 수는 없습니다. 꾸준한 인내와 노력으로 치료해야 합니다.

신체의 평형에 이상이 생겨 나타나는 질병들을 음과 양의 이론으로 설명합니다. 음 양의 이론은 잠시 후 다시 설명 할 것입니다. 어떤 경혈을 누르면 통증이 소실됩니다. 이 중 이통법(移痛法)을 예로 들어 보겠습니다.

두통이나 치통이 심한 경우에 합곡(合谷) 등의 혈을 누릅니다. 합곡은 손에 위치하고 있어 머리 부위의 통증과 무관하리라 생각됩니다. 합곡을 누르면 새로운 흥분점을 만들어 원래의 통증이 사라지거나 경감되도록 돕게됩니다. 사고나 감염에 의한 통증이 아니라면 신경계의 조절로 통증을 치료할 수 있습니다. 이런 치료법을 이통법이라 합니다.

혈압이 올라서 머리가 어지럽고 두통 증세를 보이면 손과 다리를 주무르고 하체를 마찰합니다. 혈액의 흐름을 다른 곳으로 유도하는 치료법을 평간양(平肝陽)이라 합니다.

감기에 걸려서 체온이 상승하고, 전신이 늘어지고 두통이 계속된다면, 땀을 흘릴 수 있게 안마를 하여 감기의 여러 증상을 소산(消散)시킬 수 있습니다. 이런 방법은 해표(解表)라 합니다.

급성 질병의 여러 현상 중에서 소변이 나오지 않는 증세가 포함되어 있으면, 하복부의 기해(氣海)혈을 문질러 방광에 수축의 반사작용을 일으켜 소변이 배출되게 합니다.

지압요법은 일정 부위를 누르고 문지르고 어떤 자극을 가해 여러 신경 부위에 반사작용을 일으킵니다.

목, 등, 가슴, 허리 부분을 지압하면 이곳과 연결된 신경의 작용에 의해 해당 내장기관의 혈류가 증가합니다. 예를 들어 위수(胃兪), 비수(脾兪), 족삼리 등을 지압한다면 위의 운동이 활발해집니다. 그런데 같은 지점을 선택하여 지압을 하여도 수법(手法)을 달리하면 운동을 억제시킬 수도 있습니다. 위와 연관이 있는 경혈을 택하여 마비성 경련을 다스릴 수 있는 이유도 위장의 기능을 조절할 수 있기 때문입니다.

이런 이유로 여러 가지 수법을 적용합니다. 침술에서는 여러 경혈과 병세에 따라 보법(補法)과 사법(寫法)을 씁니다. 지압에서의 여러 수법은 그 방법에 따라 그 부위의 조직의 압력이 달라지고 조직 내부의 물질적인 변화를 일으킬 수 있습니다. 일정 박자감을 유지하거나 진동의 세기를 조절하여 조직과 그 조직을 지나는 신경계에 변화를 줄 수 있습니다. 조직에 자극이 주어지면 세포와 모세혈관 등의 압력을 변화시킵니다. 이런 변화는 정맥과 림프액의 흐름을 좋게 한다고 알려져 있습니다.

원하는 부위에 적절한 자극을 전달하기 위해 환자의 자세를 변형시키고 관절 운동도 시킵니다. 신경계에 자극을 전달하는 방법으로 질병을 치료하는 효능을 얻습니다.

(2) 생물학적 조절

지압요법을 시술하면 기(氣)의 작용에 변화가 생겨 인체의 생물장(生物場)이 증가하는 현상을 보입니다. 생물장의 증가는 질병치료에 도움이 됩니다. 질병에 걸린 사람은 생물장이 평소 보다 저하된 상태를 보입니다. 환자의 무질서한 생물장의 변화를 정상적으로 되돌리는데 지압과 뜸의 효과가 좋습니다.

지압을 시술하는 동안 수법의 힘이 인체의 체표에 작용하면 내부 기관에 그 힘이 전달되고, 통증이 있거나 정상적 활동을 하지 못하는 기관에 복잡한 신경 반사를 유도합니다. 혈액의 흐름을 좋게 하거나 기관의 운동성에 변화를 줍니다. 수법의 조절이나 진동의 조절은 생물학적 유동성을 증가시키기 위한 노력의 하나입니다.

생물학적 기능이 활성 된다는 것은 사실상 신진대사를 촉진하는 방법이 됩니다.

중국의학에서는 인체의 각 부위에 분포한 경락이 인체의 안과 밖을 연결하여 완전한 지체로서의 균형을 유지한다고 봅니다. 경락은 신체의 조절을 담당하는 개념적인 조절물질입니다. 실제로 볼 수도 없고 그 형체를 확인할 수도 없으며 흐르는 경로를 측정할 수도 없습니다. 이 경락은 서양의학의 신경과는 다른 것입니다. 경락은 기와 혈의 흐름에 관계하고 음양을 조절하여 평형에 관여하며, 허실을 조정하는 작용을 합니다. 경락은 생물체 내부의 기능을 통제하는 구실을 하고, 신체 내부의 질서가 교란되어 나타나는 질병을 체표 밖으로 나타내 보이는 일도 맡고 있습니다. 질병이 생기면 혈위(穴位)나 근육, 피부 등에 신호가 나타납니다. 이는 지압요법의 자극이 안으로 전해져 나타나는 현상과 같은 이치입니다.

교감신경의 흥분 증세를 나타내는 상태를 보이면, 목 부위의 경락을 지압하여 뇌로 향하는 혈류를 증가시켜 정신을 상쾌하게 유도하고 피로를 몰아냅니다.

심장질환이 있거나 혈액의 흐름에 이상이 있다면, 신체 각 부의 체력이 크게 떨어지고 피로를 느끼게 됩니다. 이 경우는 팔과 등을 지압하면 심장의 활동에 도움을 주어 피로가 줄어듭니다.

척추를 지압하여 만성 기관지염을 치료하고, 천식성 기관지염의 병세를 호전시키게 됩니다. 직접적인 통증이 나타나지 않는 곳을 자극하여 다른 부위의 질병을 치료할 수 있는 이유를 생물학적 변화 때문이라고 봅니다.

(3) 저항력의 증강

지압요법은 질병 상태를 호전시키고, 신체 내부의 질병에 대한 저항력을 증강시킵니다. 신체의 내부를 직접 자극하기는 곤란합니다. 그래서 외부의 안마나 지압으로 일정 부위를 자극하여 체액의 변화를 유도합니다. 지속적인 안마나 지압은 백혈구와 T세포의 활동에도 영향을 준다고 합니다. 간단한 예로 종기가 나서 치료가 곤란할 때 뜸을 사용하면 종기를 소멸시킬 수 있습니다.
　질병을 치료하기 위해서는 외부의 자극이나 약물이나 어떤 요법을 사용한다하여도 병원균을 퇴치할 수 있는 무엇이 형성되어야 합니다. 이를 통칭하여 저항력이라고 봅니다.
　동양의학의 치료 원리 중에 "부정거사(扶正祛邪)"의 이론에 부합되는 것이 저항력의 증강입니다. 저항력을 키우기 위한 가장 좋은 방법은 체력을 기르는 일입니다. 음식의 섭취나 운동에 의한 방법도 좋고, 병세가 중하여 쉽게 움직일 수 없을 때는 안마나 지압을 통해 체력을 유지하는데 도움을 주는 운동효과를 유발합니다.
　간질환이 있어 운동을 할 수 없는 사람과 척추 질환이 있어 활동이 곤란한 환자에게는 안마와 퇴나요법을 통해 활동성에 도움을 주고 식욕도 증가시킵니다.
　위하수의 환자에 다리와 하복부에 퇴나요법을 시술하면 빠른 효과를 볼 수 있습니다.
　체력이 약한 사람이나 어린이의 폐렴은 빠른 시간 내에 항생제를 투여하여 병원균을 퇴치해야 합니다. 그러나 지나친 고열과 체력의 저하를 보일 때 항생제를 잘못 투여하면 병세를 더 악화시킬 수도 있습니다. 찬물 수건 등으로 열을 식히고, 목 뒤와 등을 가볍고 지속적인 수법으로 지압을 합니다.
　이런 동작으로 병원균을 직접 죽일 수는 없습니다. 그러나 질병을 이길 수 있는 어떤 작용이 일어나는 것은 분명합니다. 지압을 시술하면 피부에 붉은 반응이 나타납니다. 이런 반응은 체표의 체온이 상승한 것이며, 주위의 혈관이 확장하는 것입니다. 혈류의 흐름이 좋아지면 외부에서 침투하는 사기(邪氣)를 막아줍니다.
　저항력이 커진다는 것은 질병에 대항할 수 있는 체력이 증강됨을 의미하기도 합니다.

혈청내의 세균에 대한 저항력이 증가하기 위해서는 적혈구, 백혈구, 기타 임파액의 활동이 정상적이어야 합니다. 영양과 산소 공급이 풍부해지면 질병에 대하는 회복력도 증가합니다. 안마나 퇴나는 이런 여러 작용에 많은 도움을 줍니다.

(4) 근육과 관절의 활동성 증강

지압요법은 대부분 외적인 통증을 줄이기 위해 사용되는 일이 많습니다. 신체의 활동이 부자연스러운 관절의 이상이나, 어혈(瘀血)이 생겼을 때 근육의 뭉침이나 어혈을 풀어 통증을 없애게 됩니다.

일본식의 지압은 침술에서 사용하는 경혈을 누르는데 중점을 둡니다. 중국의 퇴나요법은 관절과 근육의 움직임에도 배려를 많이 합니다. "불통즉통(不通則痛), 통즉부통(通則不痛)"을 치료의 기본으로 삼습니다.

외적인 통증이 심하면 활동이 곤란하여 근육이 위축되게 되고 관절 기능도 약해집니다. 지압요법은 위축된 근육의 인장력을 높이고 근력도 증강시킵니다. 누르거나 비벼주는 동작으로 근육과 관절의 움직임이 좋아지면 외적인 질병의 치료가 쉬워집니다.

흔히 나타나는 추간반 이상의 통증은 물리적인 힘을 가해 추간반을 교정하여 통증을 치료합니다. 그런데 추간반의 치료는 해부학적인 지식을 요함으로 신중한 수법을 사용해야 합니다.

지압요법을 신체 외적인 치료에 많이 사용하고 있지만 내부의 질병에도 적용할 수 있습니다. 당뇨병 등의 치료가 어려운 질병에도 일정한 효과를 보이고 있습니다. 근육이나 관절, 혈관 등에 이상이 생기거나 신경계에 이상이 나타나서 몸의 일부를 움직이지 못하게 되는 경우에도 지압요법을 시술하여 좋은 결과를 얻습니다. 통증이 나타나면 먼저 정맥의 흐름과 임파액의 흐름을 돕고 근육이나 피하조직의 물질운동이 원활해져서 어혈을 빨리 배출시킬 수 있도록 노력합니다.

급성의 통증에는 찬찜질을 하고 만성의 통증에는 뜨거운 찜질을 합니다. 혈액의 흐름을 좋게 하는 것이 통증을 빨리 제거할 수 있는 지름길입니다. 그 후 근육과 관절의 안마와 퇴나 요법으로 치료를 합니다.

관절에 이상이 있다하여 석고 붕대를 감아둘 수는 없습니다. 골절과 같은 심한 증세나, 탈 관절 등의 증세에는 고정을 시키기 위한 방법이 동원됩니다. 그러나 통증이 있을 뿐 골격 자체에 이상이 없다면 적당한 운동을 시켜야 합니다.

다른 나라에서는 소아마비나 뇌졸중 등에 의한 신체의 마비 증세에도 운동요법과 퇴나요법을 병행하여 치료합니다. 어릴 때 소아마비에 걸려서 성인이 된 사람도 꾸준한 시술로 마비 증세를 크게 완화시켜 보조기구 없이 혼자서 걷게된 실례도 있습니다.

지압요법은 손으로 누르고 주무르고 비트는 등의 외적인 자극의 강도를 조절하는 노력이 요구됩니다. 환자의 관절의 힘과 근육의 발달 정도나 병세에 따라서 신중한 대처를 해야합니다. 단순히 할머니의 팔다리를 주무르는 식으로 대하거나 친구의 등을 두드린다는 식으로 대하면 안됩니다. 지압점은 관절의 사이, 근육 사이, 침구 치료의 경혈을 취하게 되므로 신체 내부에 많은 영향을 미치게 됩니다.

관절 부위와 근육이 많은 곳을 지압하기 전에는 따뜻한 찜질을 하거나 약초로 만들어진 찜질 맛사지용 크림 등을 먼저 사용하고 나중에 지압을 하여 치료 효과를 높일 수 있습니다. 관절을 사각으로 강하게 비트는 것은 치료에 도움이 되지 않으므로 절제하는 것이 좋습니다.

지압의 특징과 법칙

지압은 인체의 내외로 연결된 일정한 통로를 통해 질병을 다스리는 외치법(外治法)의 대중요법입니다. 치료효과가 빨라 응급요법으로도 활용됩니다.

(1) 지압요법의 특징

 중국의학에서는 인체의 내외가 일정한 통로로 세밀하게 얽혀 있다고 봅니다. 경혈이나 경락의 이론은 이를 기초로 형성되었습니다. 이들의 연결은 경락과 장부의 관계, 장부와 체표의 관계 등으로 나누어 생각합니다. 질병 발생은 이 연관 통로에 이상이 생기거나 서로의 조정상태가 균형을 잃어 질병으로 발전된다고 합니다.
 이 연관 관계를 응용하여 치료를 하기도 하지만, 이 관계를 잘 알고 있으면 질병의 원인과 진행 상태를 파악할 수 있습니다. 한가지 예로 만성요통으로 고생하는 사람은 무릎에 통증이 오는 일이 많습니다. 이 경우 무릎 통증에만 관심을 두고 치료하면 통증을 제거하기 어렵습니다. 병의 근원이 어디에서 시작되는지를 찾아내고 그 시작을 먼저 치료해야 좋은 치료 효과를 기대할 수 있습니다.
 장부 그리고 체표와의 연관은 해부학적인 신경관계와는 다른 경험의학의 이론입니다. 실제로 확인할 수 없으나 부정할 수도 없는 이론입니다. 어떤 방법을 사용하든지 환자의 통증을 제거하는 것은 의술이라고 보아야 합니다. 서양의가 말하는 쓸데없는 짓이 빠른 치료 효과를 내는 일은 아주 많습니다.
 목이 뻣뻣하고 아파서 고개를 잘 움직일 수 없다면, 목을 주무르거나 두드려서는 안됩니다. 허리의 간수(肝兪)와 신수(腎兪)는 목에서 멀리 떨어진 곳이라 목의 통증과는 무관하리라 여길 수 있으나 바로 이런 경혈들이 통증을 치유하는 치료점으로 선택됩니다. 그 이유는 동양 철학의 이론과 의학의 이론이 결합하여 이룩한 독특한 중국의학의 치료 원리에 의한 것입니다.

간(肝)은 근(筋)을 주관하며 목(木)에 속하는 성질을 보인다고 여깁니다. 신(腎)은 오행의 수(水)로 보며 이 치료점들의 조화로 상화(上火)를 하강시킬 수 있다고 봅니다. 물론 동일한 증세를 보이는 환자라 해도 질병의 진행 상황이 다릅니다. 따라서 그 치료 방법도 달리합니다. 환자의 신체 외적인 상태와 병력에 의해서도 치료 방법을 달리 선택합니다.

치료 방법에서 가장 고려할 사항은 그 환자의 질병 이외의 건강 상태가 어떤 상황에 처한 것인지를 세심히 살피는 일입니다. 지압의 가장 큰 특징은 전신요법이며, 몸 전체의 조화에 중점을 두고 치료에 임하는 것입니다. 지압요법은 언제 어디에서도 간단히 시술할 수 있는 특징을 갖고 있습니다. 특별한 재료를 필요로 하지 않으며, 특정 경우를 제외하고는 환부를 소독하거나 약물 투여를 하지 않아도 된다는 장점을 갖고 있습니다.

쉽고 빠른 효과를 볼 수 있는 지압요법은 중국의학의 경락과 경혈학에 근거를 두고 있어, 차후 침술이나 뜸을 공부할 기회가 주어지면 지압요법의 연장선에서 치료에 임할 수 있는 장점이 있습니다. 침이나 뜸으로는 치료 강도를 조절하기 어렵습니다. 침에 과민 반응을 일으키는 환자는 기절하여 쓰러지거나 신경염 등 무서운 질병을 일으키기도 합니다. 지압은 강도의 조절이 쉽고 감염 우려가 적습니다. 산이나 들에서도 옷을 입은 상태로 치료할 수 도 있습니다. 질병이 없는 건강한 상태에서도 피로를 풀고 더욱 건강하고 활력 있는 생활을 유지할 수 있습니다. 부부사이와 부모와 자식사이에 흔히 말하는 스킨쉽을 통해 가족 간의 정신적인 건강에도 많은 도움을 줄 수 있습니다.

(2) 치료 원칙

질병에 걸려 나타나는 여러 증상은 그 질병으로부터 벗어나려는 우리 인체의 노력 때문에 나타나는 현상입니다. 질병에 의해 나타나는 어떤 현상을 그 질병의 본질이라고 볼 수는 없으며 병원체에 의해 나타나는 고정적인 현상으로 볼 수도 없습니다. 예를 들어서 얼굴과 입 주변에 여러 잡티가 돋아 얼굴이 흉하게되면 얼굴 부분만을 치료하려해서는 효과를 보기 어려울 것입니다. 또 지압요법으로 얼굴을 치료하기도 어려울 것입니다. 이 때는 대장에 이상이 있는지를 먼저 살펴보고 이상이 있다면 그곳의 치료가 우선되어야 합니다.

팔과 어깨의 통증이 지속되는 사람은 대부분 경추에 이상이 있는 경우가 많습니다. 통증 부위에만 관심을 갖지 말고 그와 연결된 어느 부위에서 질병이 비롯되었는지를 알아내야 합니다.

질병의 발전 과정을 정기(正氣)와 사기(邪氣)의 모순으로 본다면, 정기가 사기에 눌리면 병이 지속되고, 사기가 정기에 쫓기면 질병이 치료되는 것으로 봅니다. 그렇다면 정기를 돕고 사기를 물리치면 질병을 치료할 수 잇다는 이론에 이릅니다. 소아나 노인은 정기가 부족하기 쉬워 질병에 대항하는 능력이 떨어집니다. 이때 정기를 증강시키려는 노력이 양생술과 도인법입니다. 사기란 나쁜 환경조건이나 나쁜 생활 태도의 영향을 받아 우리 신체를 해치는 모든 조건을 통칭하는 말입니다. 담배를 피우는 것은 큰 폐해를 조장하는 일이요,

술을 많이 마시는 것도 건강을 해치는 사기를 조장하는 행위입니다. 무절제한 생활을 좋아하는 방탕아들은 자신의 건강을 지키려는 생각조차도 없는 행위를 저지르고 있는 것입니다. 옳지 못한 행동, 옳지 못한 습관, 옳지 못한 생각도 사기(邪氣)를 불러들이는 것이며 자신의 생명과 정신을 파괴시키는 행위임을 알아야 합니다. 질병으로부터 해방되려면 정도(正道)를 벗어나지 않는 생활 태도와 올바른 정신을 갖춰야 합니다. 정도라 하여 답답하고 고지식한 행동만을 말하는 것이 아니며 지킬 것을 지키는 생활을 말합니다.

여러 질병은 계절의 변화에 의해 다른 행태를 보입니다. 여름과 겨울의 날씨 변화와 기온이나 습도 등이 기혈의 흐름에 영향을 미칩니다. 어떤 시기에 어느 곳에 어떤 수법을 운용해야 하는 것은 치료법 중에서도 아주 중요한 것입니다.

장부의 기능이 균형을 잃어 질병이 발생했다면 기와 혈의 흐름도 일정하지 못하고, 음양의 평형도 무너집니다. 음양의 평형은 조절기능을 말합니다. 심장이 뛰려하기 때문에 뛰는 것이 아니라 뛰라고 지시하는 신경의 명령을 받아 뛰게 되는데, 더 이상 뛰지 말라고 억제하는 조건상에서 맥박 수를 형성합니다. 이런 조절 작용을 음양의 평형이라 합니다.

장부의 기능에 이상이 생기면 제일먼저 치료점이 되는 혈을 찾아 자극하고, 배 전체를 문지릅니다. 가슴과 옆구리도 비벼주고 독맥(督脈)을 마찰하며 허리 아래를 비벼줍니다. 이는 방광경을 비롯한 여러 경락에 영향을 미쳐 신체 내부의 기능 조절에 도움을 줍니다. 기혈의 유통에 이상이 생기면 부종이 생기거나 통증이 생깁니다. 또 특별히 감염되지 않았어도 피하 조직으로부터 큰 종기가 생깁니다. 종양, 암 등도 정상 조직이 변이를 일으켜서 형성됩니다. 꼭 외부의 병원체가 침투하여 병을 형성하는 것은 아닙니다. 유전자의 지시에 의해 질병을 일으키고 있지만 그 질병을 가속시키는 것은 나쁜 생각과 나쁜 생활 습관입니다.
　치료의 가장 중요한 법칙은 불규칙하고 잘못된 것을 바로잡는 것입니다. 암은 무서운 질병입니다. 이미 알려진 사실의 발암물질이나 환경의 영향으로부터 스스로를 지키려는 노력도 필요합니다. 이것은 사전치료(?)라고도 볼 수 있는 가장 좋은 예방법입니다. 에이즈가 무섭습니까? 안 걸리면 됩니다.
　안 걸리는 방법은 누구나 알고 있습니다. 질병으로부터의 해방은 인간다운 행동에서 이룰 수 있습니다. 질병에 걸리면 어떤 약을 먹고 어떤 시술로 병을 고치겠다? 명의가 어디 있나? 이 보다 생각과 생활을 바로잡고 늦었지만 다시 시작하는 것이 치료의 준비이며 치료의 시작입니다. 이를 바탕으로 여러 지식과 과학을 동원하여 치료에 임합니다.
　지압치료는 어떤 점을 한번 눌러 신비의 치료효과를 내거나 불치병을 치료해내는 신비의 의술이 아닙니다. 인내를 갖고 성심껏 치료에 임해야 합니다. 동양의학에서는 미신적인 허풍과 얕은 의학지식이 첨가되어 사실로 확인할 수 없는 이상한 소리를 점괘를 꿰듯이 나열하는 일이 많은 것도 사실입니다. 기적의 손, 기적의 지압법은 없습니다. 기 치료도 거짓입니다. 중국의 의서에 의하면 포기(布氣)에 의한 기 치료 방법이 존재했다는 기록이 있습니다. 기가 방사된다 하여도 병원체나 바이러스를 소멸시킬 수도 없고, 변이 된 유전체계를 바로잡을 수 없습니다. 불을 피우면 많은 에너지가 밖으로 방출됩니다. 누구나 알고 있는 적외선의 방출입니다. 그러나 이런 열선이 치료에 큰 도움이 된다는 확증은 없습니다.
　치료에 임하는 시술자는 깨끗한 마음으로 성심껏 치료하려는 의지를 갖춰야 합니다. 자신이 명의라도 되는 양 환자를 함부로 대하면 효과는커녕 해악을 끼칠 것입니다. 지압 치료에 임하는 시술자는 언제나 노력하고 연구하는 자세를 갖춰야 합니다. 신체 외부의 흥분점을 자극하여 일시적인 쾌감을 유도하려는 행위는 질병치료에 방해가 됩니다. 자신이 시술하려는 환자의 상태를 기록하고 그 변화를 관찰하는 것도 시술자가 지켜야하는 치료 원칙 중 하나입니다.

(3) 주의 사항

환자가 아주 배가 부른 상태나, 아주 피로한 상태, 정신적인 긴장 상태가 아닌지를 먼저 살핍니다. 환자의 상태가 시술에 부 적절하다고 파악되면 시술하지 말고 상태가 좋을 때까지 기다려야 합니다. 무리한 시술을 강행하면 시술 도중에 이상 반응을 나타내 곤경에 빠질 수도 있습니다.

치료 전에 간단한 몸풀기 동작으로 근육을 이완시키고, 누운 자세로부터 시술을 시작하는 것이 좋습니다. 시술자의 위생도 중요합니다. 시술 중 외상을 일으키거나 손톱 등에 긁혀 감염되지 않도록 주의합니다. 겨울에는 손을 따뜻하게 하여 환자의 접촉부위가 긴장되지 않도록 합니다. 가능하면 피부에 집적 대지말고 소독된 천을 깔고 시술하는 것이 좋습니다.

힘과 정신을 집중하여 환자의 지압부위를 주의 깊게 관찰하며 환자의 반응을 살펴야합니다. 환자의 얼굴 표정이나 근육의 장력 정도, 저항감을 파악하여 시술자의 수법 강도를 조절합니다. 강도가 적절하지 못하면 예기치 못한 사고를 일으킵니다. 골다공증이 심한 노인에게 필요이상의 힘을 가하면 뼈가 부러지는 사고도 일어납니다.

경추와 요추에 이상이 있다면 시술 전에 반드시 X선 촬영을 하여 그 상태를 파악해야 합니다. 흔히 디스크 이상 질환이라 하는 병세에는 환부에 종양이 있거나 결핵성과 화농성

질환이 겹쳐 있는 일도 있어 세심한 주의가 필요합니다.
　임신을 했거나 임신가능성이 있는 여성과 월경기간의 여성을 치료할 때는 허리와 엉덩이나 하복부의 자궁 부위를 강하게 자극하는 일이 있어서는 안됩니다. 또 합곡과 삼리혈을 강하게 자극하지 않도록 주의합니다.
　신체가 왜소하고 허약한 사람에게 시술할 때는 수법의 자극을 줄이고 몇 차례의 치료를 통해 그 사람의 체력 정도에 맞는 자극 강도를 찾아 시술이 반복될수록 강도를 높이는 세심한 배려도 필요합니다.
　종기가 있거나 골절이 있는 곳을 자극하지 않는 것은 기본적으로 지켜야 할 일이며, 어린이의 피부를 자극하지 않는 것도 기본적인 자세입니다. 어린이의 지압에는 적당한 맛사지용 크림을 바르거나 자극이 약한 오일을 사용합니다. 물론 시술 후에는 깨끗이 씻어내는 일도 잊지 말아야 합니다. 숙련된 시술자는 피부에 닿듯 말듯 애무(?)를 하듯이 조절하면 됩니다. 어린이의 피부가 붉게 변할 정도로 누르거나 문지르는 일이 생기면 내출혈이 일어날 수도 있습니다. 여름에는 어린이용 파우더를 바르고 시술 할 수도 있고, 소독된 천을 덮고 시술할 수도 있습니다. 그러나 시술 부위가 너무 좁아서 불편해집니다.
　눈 주위와 귀, 입 주위, 유방, 성기 주위는 가능한 한 접촉하지 않도록 주의합니다. 지압요법은 단순히 주물러 주거나 애무를 하는 수단으로 사용해서는 안됩니다. 치료를 위한 신중한 자세와 끊임없는 공부가 병행되어야 합니다.

(4) 지압요법의 적응증

　지압요법이라 하여 만병통치의 수단으로 쓸 수는 없으며 치료해서는 안 되는 증세도 있고, 치료가 쉬운 증세도 있습니다. 일반적으로 지압요법을 적용하는 증세를 요약하면 다음과 같습니다.

목, 가슴, 허리의 통증. 관절염과 골절 치료 후의 후유증.

신경통, 신경염, 소아마비의 후유증. 뇌혈관 질환 치료 후의 후유증.

두통, 현기증, 불면증, 고혈압, 혈행의 이상, 감기, 기관지염, 천식, 유뇨증, 유정(遺精), 발기부전. 월경불순, 생리통, 당뇨.

소아의 발열, 경기, 야뇨증, 밤에 우는 아이의 종합 증세.

치통, 비염, 인후의 통증. 귀울림.

(5) 지압요법의 금기

특별히 어떤 사항을 금하라고 지적하지 않아도 상식적으로 판단할 수 있는 내용들은 피해야 합니다. 치료는 환자의 생명과 건강을 귀중히 여기는 바탕아래에 이루어져야 합니다.
일반적으로 지압요법으로 시술하면 좋지 않다고 알려진 질병은 다음과 같습니다.

진단이 정확하지 않은 급성 척추질환, 척추와 경추의 염증.

결핵성 질환, 골수염, 골다공증, 화농성 상처, 하혈.

심한 출혈성 질환, 혈우병, 백혈병, 암 등의 종류성 질환, 피부병과 전염성 질환, 뇌염, 말라리아 등.

이 외에도 뇌혈관의 이상 증세나 심장 질환의 치료에는 신중한 대처를 해야 합니다. 또 정신질환자와 임신한 여성, 산후 조리가 끝나지 않은 여성의 몸을 함부로 대하면 많은 후유증을 유발시키므로 주의해야 합니다.
 지압요법의 시술에서 먼저 금해야 하는 동작이 과도한 힘을 가하는 것입니다. 어떤 질병을 치료하려 하여도 과도한 힘을 가하는 것을 반드시 금해야 합니다.
 치료의 효과가 자극의 강도에 비례하지는 않습니다. 통증을 느낄 정도의 자극은 다른 질병을 일으킬 수도 있습니다. 시술을 하는 자극의 강도보다 어떻게 하면 피부에 손상을 주지 않고 혈행을 도울 수 있는지를 생각해야 합니다.
 신체 내부에 종양성 질환을 갖고 있는 환자라면 더욱 주의해야 합니다. 종양성 질환은 혈액과 임파액의 변화에 민감한 반응을 나타냅니다.
 목 부위의 통증에 목을 잡고 경추를 비트는 시술법을 실행하는 일이 많습니다. 어떤 경우에는 뚝뚝하는 관절의 소리가 들립니다. 시원하고 좋다고 말하는 환자도 있습니다. 이 정도라면 좋은 효과가 있든지 없든지 다행이라 생각해야 합니다. 경추에 이상이 오면 평생을 하반신 마비로 살아야 할 수도 있습니다. 허리의 통증에도 허리를 옆으로 비트는 시술을 하기도 합니다. 이런 시술은 상대를 관찰하면서 서서히 힘을 가해야 합니다. 한번에 세게 비틀어야 효과가 나는 것이 아닙니다. 부드러운 동작으로 서서히 시술하고, 여러 번 반복하는 것이 더욱 효과적이고 안전한 시술 방법입니다.
 목이나 허리 이외의 다른 관절 부위도 강한 힘을 가하지 말고 부드럽게 반복하는 방법을 택하기 바랍니다.

지압의 수법(手法)

지압요법에는 여러 종류의 수법과 기교가 이용됩니다. 경락학의 이론과 침구 퇴나 이론에 맞는 수법을 선택하여 시술합니다.

 지압요법은 대부분 손가락으로 혈(穴)을 눌러 시술합니다. 일정한 혈위를 침구요법과 같은 방법으로 시술하는 것은 일본식의 지압방법입니다. 중국의 지압요법은 전통의 안마와 퇴나(推拿)요법을 결합하여 치료법으로 발전시킨 전통의학의 한 분야입니다.
 동남아 여러 곳에서는 누르고 문지르며 비트는 등의 여러 동작을 조합하여 치료하는 광경을 자주 볼 수 있습니다. 많은 종류의 치료법을 요약하면 눌러 밀기(推法), 움켜쥐기(拿法), 누르기(按法), 비비기(摩法) 등이 주된 기법입니다.
 실제로 환자를 시술할 때는 어느 한가지 기법으로만 치료하지 않습니다. 누르며 문지르거나(按揉), 밀면서 비벼주기(推摩) 등의 복합적인 수법을 사용합니다. 여러 수법을 이용하여 경혈을 자극하고 근육과 피부와 그곳과 연관된 경락에 자극을 전달합니다. 수법이 적절하지 못하면 조직이 손상될 수도 있습니다.
 지압의 수법은 지속적이고 균일한 힘을 사용하여 유화(柔和)한 침투력을 전달시켜야 합니다. 지압요법을 시술하는 사람은 건강한 신체를 유지해야 합니다. 지압요법을 시술하는 동안 아주 많은 체력을 소모하게 됩니다. 시술자의 체력이 약할 때 엄지를 이용한 지안법(指按法)을 많이 사용하면 시술자의 폐에 나쁜 영향을 초래하게 됩니다.

제1장 원리와 수법   19

 환자의 시술 부위는 일반 부위와 달리 경혈이 위치한 곳이므로 수법의 시술이 조잡한 동작이 되지 않도록 주의합니다.

(1) 안법(按法)

 손바닥이나 손가락으로 신체의 일정부위를 누르는 수법을 안법이라 합니다. 한 손 누르기, 두 손을 겹쳐 누르기, 팔꿈치로 누르기 등의 여러 방법으로 나눕니다.
 시술을 할 때 처음에는 가볍게 시작하며 점차 강도를 높입니다. 그러나 일정한 강도를 유지하여 통증을 느끼지 않는 정도의 세기를 유지합니다.
 피부의 표면만을 자극할 것인지 골격의 깊은 곳과 내장기관에까지 자극을 전달 할 것인지를 조절합니다. 시술 전에 시술자의 손을 비벼서 열을 낸 뒤 시술합니다.
 손가락으로 누를 때는 엄지를 세워 지문 부위로 누릅니다. 두 손가락을 겹쳐 누르기도 합니다. 팔꿈치로 누르는 안법은 많이 쓰이지는 않지만 허리나 엉덩이의 환도혈 등에 적용합니다.

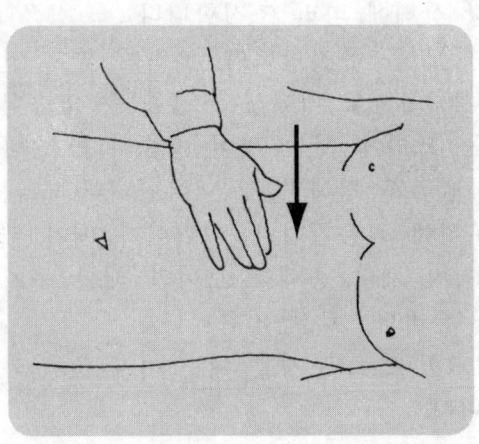

 엄지의 지문부로 위에서 아래로 누릅니다. 대부분 누르면서 앞뒤로 미는 수법과 배합하는 예가 많습니다.

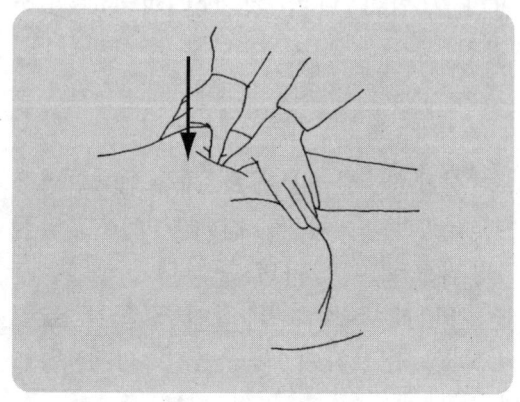

엄지 둘을 겹쳐서 누릅니다. 근육이 많은 곳이나 엉덩이 등의 피부가 두꺼운 곳에 적용하는 수법입니다. 두 손가락을 겹쳐 누르는 대신 팔꿈치로 누르기도 합니다.

손가락을 세우지 않고 손가락의 지문부로만 누릅니다. 서서히 지속적인 힘으로 누릅니다. 10초 정도 누르고, 2초 정도 손을 뗍니다.

(2) 문지르기

지문부위나 손바닥으로 문지르는 기법을 마법(摩法)이라 합니다. 피부와 피하 조직에 힘이 전달되도록 돌리듯이 문지릅니다. 횟수는 환자의 건강 상태에 따라 조절합니다.

보통 1분에 30회~40회 정도를 유지합니다. 체격이 좋고 열이 없는 사람이면 1분에 200회한도 내에서 조절할 수 있습니다. 손바닥을 이용할 때는 느리게 하는 것이 좋습니다. 손바닥으로 시술 할 수 있는 범위가 정해진 것은 아닙니다. 그러나 등과 배 등의 넓은 부위에 적용합니다. 어린이가 배가 부어오르고 얼굴이 창백해지며 체한 증세를 보이면 배를 문지르지 말고 옆구리 부분을 손바닥으로 문지릅니다.

손바닥의 팔목 쪽 장근(掌跟)으로 문지를 때는 어제(魚際)와 장근부를 교차로 문지릅니다.

제1장 원리와 수법 21

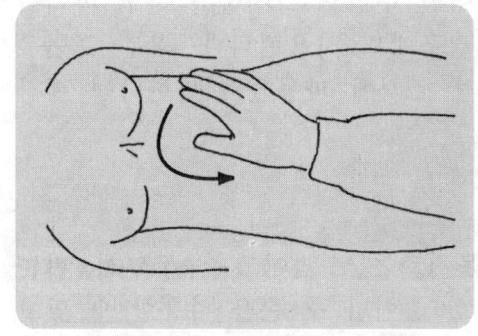

마법은 팔목을 유연하게 움직이며 박자감을 유지해야 합니다. 복부나 등을 시술할 때는 적용범위를 넓혀 경쾌하게 시술합니다.

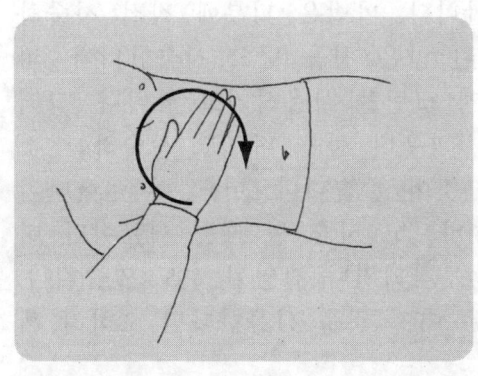

시술자는 팔의 힘을 빼고 부드러운 파동이 되도록 좌우로 약간 흔듭니다.

손가락의 지문부로 누르는 지안법(指按法)과 마법(摩法)을 혼합한 방법을 지마법(指摩法)이라 합니다. 이 수법은 곡지나 합곡에 자주 사용됩니다.
　지마법은 원운동의 원을 아주 작게 그려서 제자리에 있는 것처럼 합니다. 지마법과 같은 요령으로 큰 원을 그릴 때는 거의 직선 형태와 가까운 호를 그리면서 앞으로 나갈 때는 눌러 밀고 뒤로 올 때는 가볍게 들어주는 퇴법(推法)을 사용합니다.
　가슴이 답답하고 소화가 잘 안되거나, 변비가 있거나 반대로 설사가 있는 장 기능 이상 증세를 다스릴 때 이런 수법을 자주 활용합니다. 마법은 어떤 수법으로 시술을 하고 마지막으로 시술을 마무리하는 경우에도 사용됩니다. 피부 표면을 문지르는 것이 아니라 피하 조직에 파동을 전달한다는 생각으로 시술합니다.

(3) 눌러 밀기

마법은 눌러 돌리듯이 문지르는 수법이고, 누르면서 미는 동작은 퇴법(推法)입니다. 한 손이나 두 손을 사용할 수 있고 1분에 50회 정도의 속도를 유지합니다. 아주 빠르게 움직일 때는 150회 정도도 가능합니다. 마법은 피부에 직접 시술하기도 하지만 대체로 소독된 얇은 천을 덮고 시술합니다. 피부가 상하지 않도록 맛사지 크림을 사용하기고 합니다. 그러나 피부에 오일이나 크림, 파우더 등을 바르고 시술하는 것보다 소독 천을 사용하는 것이 좋습니다. 머드 팩을 한다거나 어떤 이물질을 피부에 바르고 시술 할 때는 세균이나 미생물, 작은 벌레가 피부에 부착되거나 감염될 수도 있습니다. 충분히 살균 소독되지 않은 어떤 것을 사용한다면 오히려 해를 입게 됩니다.

시술자나 환자 모두 자신의 위생에 신경을 써서 질병이 감염되지 않도록 주의해야 합니다. 지압이나 맛사지를 전문적으로 시술하는 사람이라면 시술이 한번 끝나면 소독수에 손을 씻는 습관을 들여야 합니다. 시술자나 환자 피부에 직접 접촉하지 않는 것이 가장 좋은 방법이지만 신체 구조상 특별한 경혈을 취할 때는 맨손을 쓰게 됩니다. 위생에 각별한 주의를 하기 바랍니다.

일례로 젊은 여성의 얼굴에 여드름과 비슷한 붉은 반점이 가득 차, 자주 피부 관리를 받고 피부 맛사지도 꾸준히 했다 합니다. 그런데 피부가 점점 나빠지고 화농까지 나타나 병원

제1장 원리와 수법 23

을 찾아 온 적이 있습니다. 화농 부위의 일부를 채취하여 현미경으로 관찰한 결과 병원균에 감염된 것이 아니라 피부에 기생하는 작은 벌레들을 확인할 수 있었습니다.
  피부접촉에는 청결을 유지할 것을 다시 한번 강조합니다.
  엄지를 사용하는 지퇴법은 머리와, 등, 팔다리의 근육 부위에 사용합니다. 손가락 이외의 손바닥을 펴서 가슴과 배를 시술할 때는 호흡에 따른 기복(起伏)에 맞춰 시술합니다. 환자가 숨을 내쉴 때 힘을 가하고 숨을 들이쉴 때는 힘을 주지 않습니다. 숨을 들이쉴 때 힘을 가하면 건강을 해칩니다.

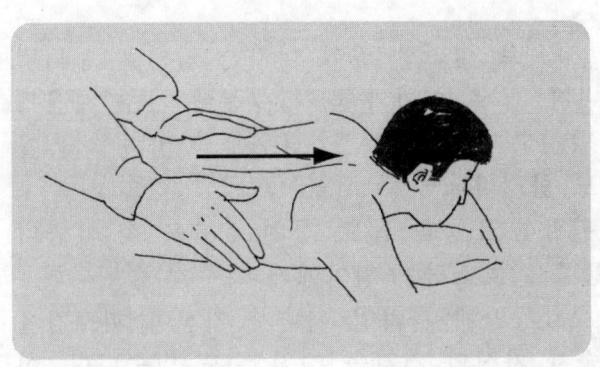

퇴법은 체온을 높이는 효과가 있어 열이 많은 사람에게 시술하지 않는 것이 좋습니다.
피부에 많은 자극을 주면 피부가 붉게 충혈됩니다.

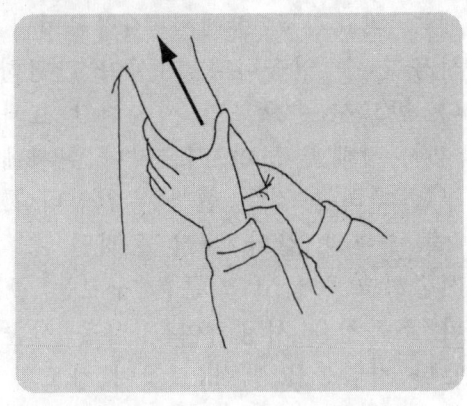

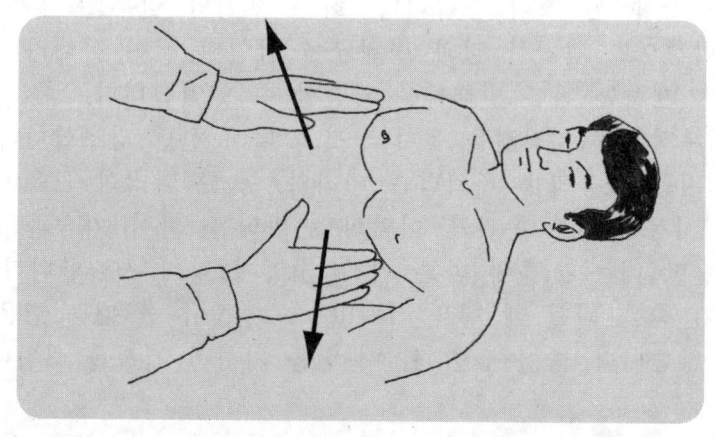

중심부위로부터 좌우로 벌려서 밀어 나가는 방법을 분퇴법(分推法)이라 합니다. 주로 이마와 허리 부분에 자주 사용됩니다. 가슴이 답답하고 헛배가 부른 경우에 갈비뼈 아래를 좌우로 분퇴하기도 합니다.

퇴법은 경락의 원활한 소통을 돕고, 뭉친 근육을 풀어 줍니다. 류마티스성 통증을 호소하는 환자에게 자주 시술됩니다.

퇴나의 시술을 오랫동안 반복하면 시술자 자신이 피로감을 느낍니다. 또 시술자 자신의 건강을 해칠 수도 있습니다. 이 때는 의료기구 상에서 지압봉이나 안마용 도구를 구입하여 사용할 수 있습니다. 자신이 간단히 만들어 사용해도 좋습니다. 반드시 손으로만 시술해야 효과를 볼 수 있는 것은 아닙니다. 지혜를 모아 시술자나 환자에게 도움이 될 수 있는 기구를 택하는 것은 현명한 일입니다.

옛 주판과 같이 굴러 움직일 수 있는 기구로 넓은 부위를 시술하고 둥글고 작은 기구로는 좁은 곳을 시술합니다. 그러나 소독천을 사용하여 지압을 시술한다면 굴러 움직이는 것보다 지압봉을 택하는 것이 강도의 조절에 용이합니다.

(4) 움켜쥐기

손가락에 힘을 넣어 근육과 근육 사이를 움켜쥐는 방법을 나법(拿法)이라고 합니다. 꼬집듯이 피부를 잡아당기며 이동하는 수법은 나법의 일종인데 구분하여 부를 때는 날법(捏法)이라고 합니다.

견정이나 위중 또는 목 부위를 시술할 때 자주 사용합니다.

나법은 해표발한(解表發汗)작용과 진정지통(鎭靜止痛)작용을 위해 시술합니다.

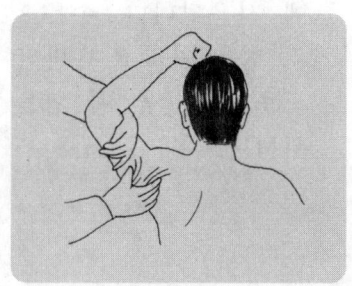 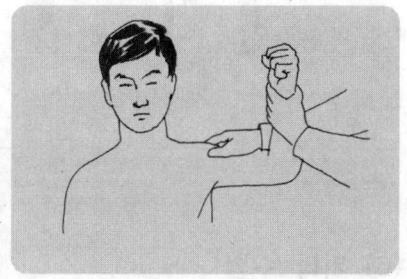

엄지 쪽에 힘을 많이 가하고 나머지 손가락에 보조적인 힘을 가합니다.

복부에 시술하는 나법은 치료를 위함보다 지방 분해효과를 위해 시술합니다.

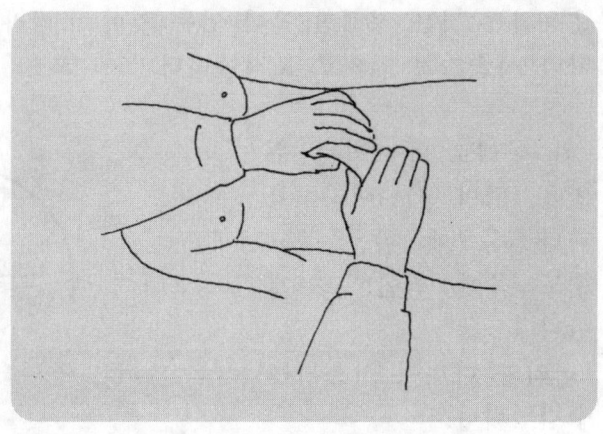

(5) 굴려 밀기

손의 측면을 이용하여 손등 쪽으로 굴려 미는 동작을 곤법(滾法)이라 합니다. 손가락의 힘을 빼고 손의 수도 측을 시술부에 대고 팔목 관절의 굴신에 의해 파동을 전달합니다. 활석(滑石)가루나 베이비 파우더 등을 바르고 시술하기도 합니다. 필요하다면 소독천을 사용하기를 권합니다.

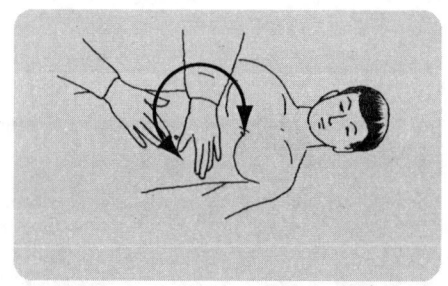

곤법은 복부와 요부에 사용됩니다. 손등으로 힘을 가하고 손바닥으로 돌아 올 때 힘을 뺍니다.

(6) 기타 수법

지압에는 아주 다양한 수법이 혼합되어 있으며 어느 한가지 수법만으로 시술하지는 않습니다. 적당한 시술법을 혼합하여 운용하는 것은 정해진 틀이 있는 것이 아니라 환자의 상태에 따라 시술자가 임의로 조정합니다.

위 아래로 두드리는 수법을 벽법(劈法)이라 합니다. 손목에 힘을 주고 수도 쪽에 힘이 모이게 합니다.
허리와 다리에 사용되는 수법입니다.

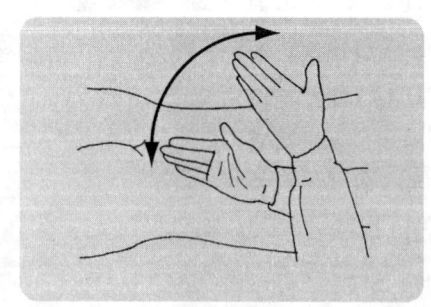

제1장 원리와 수법   27

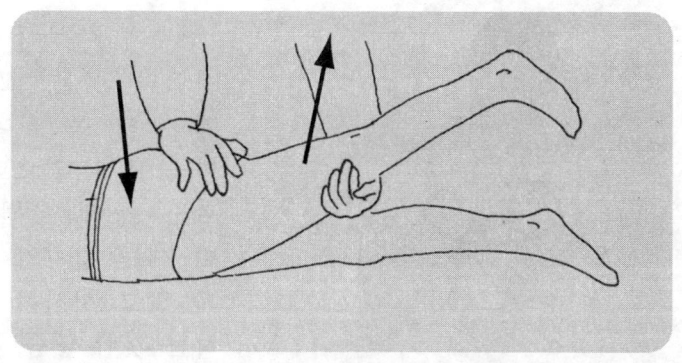

안법(按法)의 일종이며 장근(掌跟) 부위로 누르고 무릎을 받쳐들어 올립니다. 허리의 통증과 좌골신경통의 통증 치료에 사용하는 수법입니다.

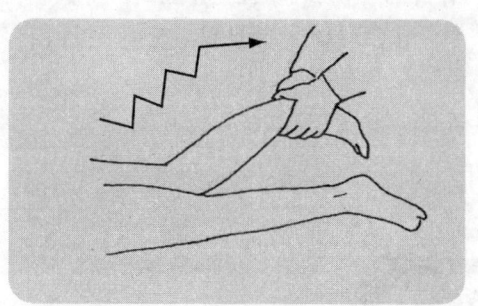

팔이나 다리를 잡고 위 아래로 흔들며 잡아당기는 방법을 두법(抖法)이라 합니다. 일정한 진동을 유지합니다.

두법(抖法)은 어깨 질환으로 팔을 잘 들어 올릴 수 없을 때 자주 사용하는 수법입니다. 또 골반 뼈 이상으로 하체에 통증이 있을 때도 사용됩니다. 두법은 출렁거리듯이 흔들어 줍니다. 파동으로 혈행을 좋게 하고 관절의 움직임을 돕습니다.
 환자를 엎드리게 하고 두 다리를 잡고 흔들어 소화기관의 활동을 돕는 방법도 두법의 일종입니다. 상하로 흔들어도 좋고, 좌우로 흔들어도 좋습니다.

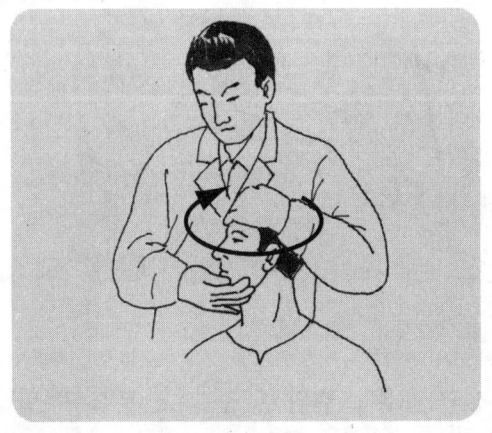

경추에 이상이 있는 사람의 목을 교정하기 위해 목 뒤나 이마를 잡고 옆으로 비트는 동작을 하는데 이 때는 갑자기 당기지 말고 서서히 반복하는 것이 좋습니다.

허리나 목을 비틀어 뼈의 이상을 교정하겠다는 생각으로 뚜둑 소리가 나도록 힘을 가하려 하는 것은 잘못입니다. 경우에 따라서는 단 한번으로 통증을 없앨 수도 있으나 잘못 시술되면 병세를 악화시킬 수 있습니다. 득보다 실이 많다는 것을 기억하기 바랍니다.

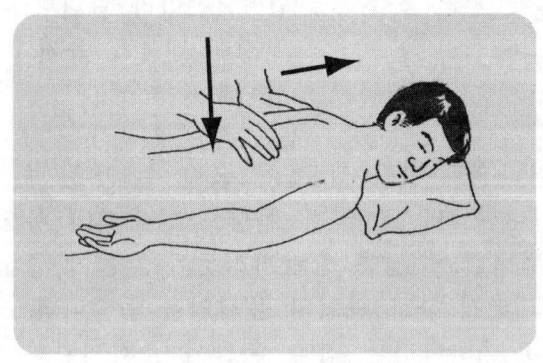

지안법으로 누르면서 장근으로 퇴법을 행하는 방법입니다. 주로 견갑골 부위의 통증을 다스릴 때 사용하는 수법입니다.

제1장 원리와 수법   29

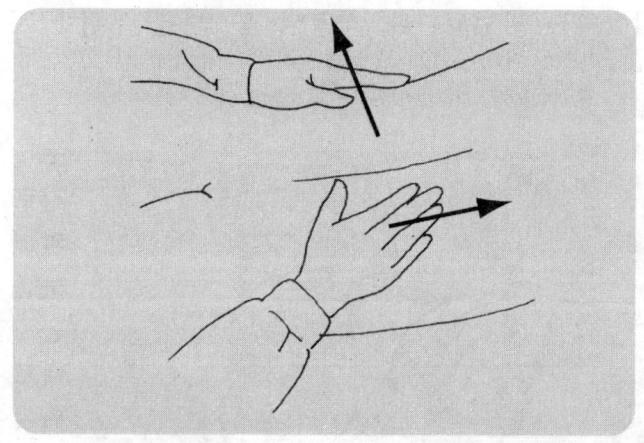

한 손은 옆으로 움직이고 한 손은 앞으로 미는 분퇴법은 등 부위에 자주 사용됩니다. 좌우의 수법을 교대로 시술합니다. 일정한 힘과 박자감을 유지하기 어렵지만 뭉친 근육을 푸는 효과가 탁월합니다.

충분히 숙달된 시술자는 밀어 나가면서 떨림 동작을 가하여 효과를 높입니다.

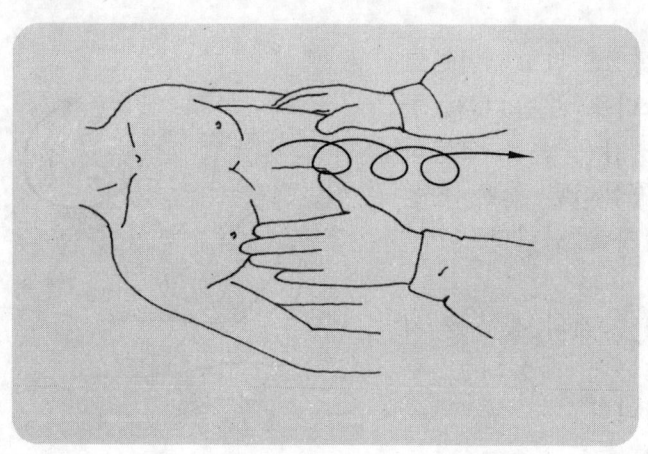

전 page의 수법은 안법과 마법을 혼합하여 뒤로 후퇴하면서 시술하는 방법입니다. 복부와 등, 다리 부위에 사용할 수 있습니다.

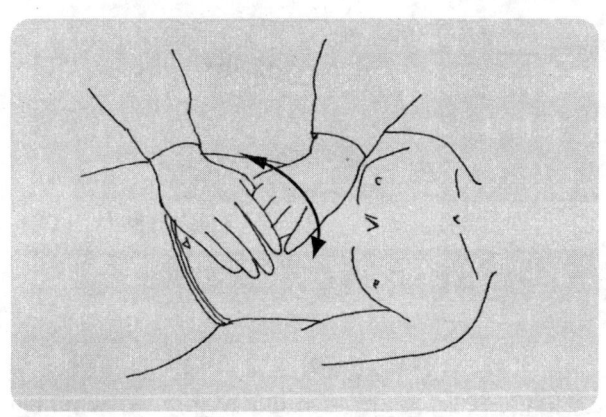

두 손의 엄지로 두 곳의 경혈을 누릅니다. 손을 겹친 상태로 경혈의 위치에서 앞뒤로 진동을 줍니다.

빠른 진통작용이나 응급 효과가 필요한 경우 사용할 수 있는 수법입니다. 손에는 힘을 가하지 않고 엄지의 지문부에만 힘을 가합니다.

발목을 잡고 엄지로 족삼리를 누릅니다. 발목을 잡은 손을 고정하고 족삼리를 잡은 손을 둥글게 돌립니다.

무릎 아래의 통증을 치료하는데 사용되는 수법입니다.

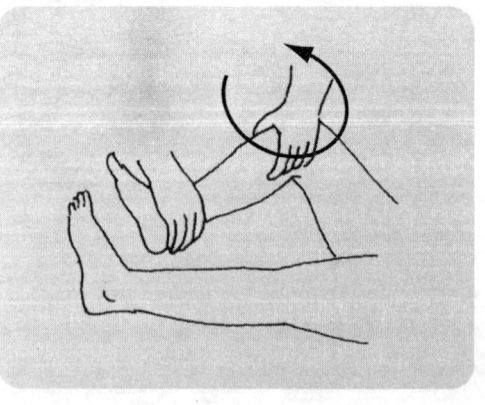

제1장 원리와 수법   31

4 치료법의 개요

지압요법에는 平과 徐入徐出이라는 용어가 쓰입니다. 또 각 치료점을 어떻게 배합하는지도 알아봅니다.

(1) 치료의 원칙

《영추(靈樞)·경맥(經脈)》에서 "성즉사지(盛則瀉之), 허즉보지(虛則補之), 열즉질지(熱則疾之), 한즉류지(寒則留之), 겹하즉구지(掐下則灸之), 부성부허(不盛不虛), 이경취지(以經取之)"를 치료의 원칙이라 했습니다.

지압의 치료원칙은 침구의 치료원칙을 따릅니다.

① 보사수법(補瀉手法)

허약한 조직과 기관의 기능을 정상적인 상태로 회복시키는 수법을 보법이라 하고, 실증을 제거하는 방법을 사법이라 합니다. 경맥(經脈)의 진행 방향으로 안(按), 점(点) 등의 수법을 써서 기혈의 흐름을 좋게 하려는 것은 보법입니다. 이와 반대로 경맥의 반대 방향으로 진행하면 사법이라 합니다. 이런 방법을 "영수보사법(迎隨補瀉法)"이라고 합니다.

급마위사(急摩爲瀉), 완마위보(緩摩爲補)라 하여 빠르고 강한 수법은 사(瀉), 느리고 유연한 수법은 보(補)라 합니다.

예를 들어 부어오르고 충혈 된 곳은 그곳에서 밖으로 향해 수법을 쓰고(散), 혈색이 없고 시리고 저린(麻木) 상태라면 사방에서 그 환부를 향해 수법을 사용하는(合) 방법을 씁니다. 산법을 사(瀉)라하고, 합법을 보(補)라 합니다.

자극의 수법이 유화하고 경쾌하며 기혈의 유통을 돕고 진정 작용을 꾀한다면 보법이며, 자극이 강하고 자극시간이 길며 지통작용을 하고 응체된 것을 소산시키려는 수법을 사법이라 합니다. 이를 경중보사(輕重補瀉)라 합니다.

완입쾌출(緩入快出)을 보(補), 쾌안서출(快按徐出)을 사(瀉)라 합니다. 수법을 서서히 시작하여 빨리 떼는 시술법을 보(補), 빠르게 누르고 서서히 떼면 사(瀉)라는 뜻입니다. 보사 관계를 간단히 설명하면, 모자라고 약한 곳에 보를 쓰고 강하고 넘친 곳에 사를 씁니다. 다리에 힘이 없고 무지근한 통증이 있다면 보를, 다리가 갑자기 쥐가 나고 급성 통증이 있다면 사를 쓰는 식입니다. 하나 더, 내장기능의 이상으로 변비가 될 수도 있고 설사가 있을 수도 있습니다. 설사에는 보법을, 변비에는 사법을 씁니다. 대체로 같은 경혈을 택한다 해도 시술의 수법에 따라 그 결과가 반대로 나올 수 있다는 것이 보사법의 근간입니다.

허(虛)에는 그 모(母)를 보하고, 실(實)에는 그 자(子)를 사하라는 법칙이 "오수혈보사법(五輸穴補瀉法)"입니다. 오수(五輸) 오행(五行)의 속성을 따라 보사법을 결정합니다.

폐경에 실증이 있다면, 폐는 금(金)에 속하므로 금생수(金生水)의 오행상생(五行相生)의 원칙을 이용하여 수(水)에 속하는 폐경의 자(子)혈인 척택(尺澤)을 취하여 치료를 합니다.

폐경에 허증이 있다면 토생금(土生金)의 이론에 따라, 폐경의 모혈(母穴)이며 토(土)에 속하는 태연(太淵)을 취하여 치료를 한다는 보사법입니다.

시간에 따라 보사법을 분류하는 방법을 시진보사(時辰補瀉)

라 하거나 시각혈법이라 합니다. 이 외에도 《침구대성(針灸大成)》,《천룡팔부(天龍八部)》 등에 보사법의 여러 이론이 기록되어 있습니다.

② 배혈법(配穴法)

여러 개의 치료혈을 어떤 원칙으로 배합하는 가는 매우 중요한 이론입니다. 예를 들어 합곡(合谷)을 곡지(曲池)와 배합한다면 열을 내리는 효과를 볼 수 있습니다. 합곡을 삼음교(三陰交)와 배합하면 최산(催産)작용을 합니다. 복류(復溜)와 배합하면 출한(出汗)과 지한(止汗)작용을 일으킬 수 있습니다. 태충(太冲)과 배합하여 중풍의 치료에 임합니다. 이처럼 배혈은 충분한 경락학의 지식을 바탕으로 이루어집니다.

구안왜사(口眼歪斜)에는 환부 쪽의 양백(陽白), 지창(地倉), 협차(頰車)를 택하여 치료합니다. 좌측의 치통에는 우측 합곡을 택하고 우측 치통에는 좌측 합곡을 취혈 하는 등 어느 한 쪽을 택하는 방법을 단측배혈(單側配穴)이라 합니다.

좌우 대칭의 혈을 취하는 방법을 쌍측배혈(雙側配穴)이라 합니다. 인후통을 치료하기 위하여 양측의 소상(少商)혈을 취합니다. 가슴이 뛰는 심계(心悸)에 양쪽의 내관(內關)을 택합니다. 실면(失眠)에는 양 신문(神門)을 취합니다.

상지(上肢)와 하지(下肢)의 혈을 배합하는 방법을 상하배혈법이라 합니다. 위병(胃病)에 상지의 내관(內關)과 하지의 족삼리(足三里)를 택하여 치료합니다. 인후통에는 상지의 합곡과 하지의 내정(內庭)을 배혈합니다.

귀울림은 치료하기 어려운 질병 중 하나입니다. 상지의

청궁(聽宮), 청회(聽會), 예풍(翳風) 등과 하지의 태계(太溪)를 배합하여 치료합니다.

 전후배혈법(前後配穴法)은 앞뒤의 혈을 선택하는 방법입니다. 앞이란 얼굴, 가슴, 배 등을 말하고, 뒤란 목이나 허리, 등 부위를 말합니다. 예를 들어 위병(胃病)에는 상완(上脘), 하완(下脘)을 앞에서 취하고, 뒤에서는 비수(脾兪), 위수(胃兪)를 택하는 방식입니다.

 이 외 원근배혈(遠近配穴), 표리배혈(表裏配穴) 등 여러 방법이 있습니다.

③ 오수혈(五輸穴)

 각 경맥에서 주(肘) 슬(膝) 이하의 5혈을 양경(陽經)에서 취하고, 음경(陰經)에서 6혈을 취하여 모두 66혈을 수혈(輸穴)이라 합니다. 5수혈을 순서별로 정(井), 형(滎), 수(輸), 경(經), 합(合)이라 합니다.
 음경은 족태음, 수태음, 족소음 등 음으로 불리는 경맥이며 양경은 양으로 불리는 경맥들을 말합니다.

수혈과 혈명		木	火	土	金	水
		정(井)	형(滎)	수(輸)	경(經)	합(合)
手太陰肺經	金	少商	魚際	太淵	經渠	尺澤
足太陰脾經	土	隱白	大都	太白	商丘	陰陵泉
手少陰心經	火	少冲	少府	神門	靈道	少海
足少陰腎經	水	涌泉	然谷	太溪	復溜	陰谷
手厥陰心包經	相火	中冲	勞宮	大陵	間使	曲澤
足厥陰肝經	木	大敦	行間	太冲	中封	曲泉

경맥과 수혈		金	水	木	火	土
		정(井)	형(滎)	수(輸)	경(經)	합(合)
手陽明大腸經	金	商陽	二間	三間	陽溪	曲池
足陽明胃經	土	厲兌	內庭	陷谷	解溪	足三里
手太陽小腸經	火	少澤	前谷	後溪	陽谷	小海
足太陽膀胱經	水	至陰	足通谷	束骨	昆侖	委中
手少陰三焦經	相火	關冲	液門	中渚	支溝	天井
足少陽膽經	木	足竅陰	俠溪	足臨泣	陽輔	陽陵泉

양경맥(陽經脈)	오행	원혈(原穴)
手陽明大腸經	金	合谷
足陽明胃經	土	冲陽
手太陽小腸經	火	腕骨
足太陽膀胱經	水	京骨
手少陰三焦經	相火	陽池
足少陽膽經	木	丘虛

《영추(靈樞)·순기(順氣)》에 병이 장(臟)에 있으면 정(井)을 취하고, 병변의 색을 띠면 형(滎)을 취하고, 질병의 시일이 길어지면 수(輸)를 취하고, 병변의 소리가 있으면 경(經)을 취하며, 병이 위에 있어 음식을 섭취하지 못하면 합(合)을 취하라 했습니다.

이를 좀더 현대적으로 분석해 봅시다.

가슴이 뛰고 가슴이 답답하며 가득 차있는 느낌이 든다면 심경(心經)의 정혈(井穴)인 소충(少冲)을 취하여 치료합니다.

기침이 심하면 폐경의 질병이므로 폐경의 수혈을 취합니다.

간경(肝經)은 오행의 목(木)에 속합니다. 실증이 있다면 행간(行間)을 택해 사법으로 시술합니다. 행간은 형화(滎火)에 속합니다. 오행의 목생화(木生火)에 의해 화(火)를 목(木)의 자(子)로 봅니다.
간경의 허증에는 곡천(曲泉)을 취해 보법으로 시술합니다. 곡천은 합수(合水)입니다. 수생목(水生木)의 오행상생 이론에 따라 수를 목의 모(母)로 봅니다. 이런 취혈을 자모취혈(子母取穴)이라 합니다.

폐경은 금에 속합니다. 폐경에 허증이 있으면 토에 속하는 비경의 토혈(土穴)인 태백(太白)을 취해 보법으로 시술합니다. 토생금, 토를 금의 모로 봅니다.
간경은 목에 속합니다. 실증이 있으면 화에 속하는 심경의 화혈인 소부(少府)를 사합니다. 목생화, 화를 목의 자(子)로 봅니다.

폐경은 금에 속합니다. 기침 가래가 심한 실증을 보이면, 인시(寅時)에 폐경의 수혈이며 자혈(子穴)인 척택(尺澤)을 취혈합니다. 인시는 폐경의 기혈이 가장 왕성한 시기라 합니다. 그래서 기공, 내공 수련은 인시에 수행합니다. 이런 방법을 자오취혈(子午取穴) 또는 시각혈법이라 합니다. 금생수, 수를 금의 자(子)로 봅니다.
기침 가래가 심한 허증을 보인다면 묘시(卯時)가 이미 폐경의 기혈 흐름이 지난 시각으로 보고 폐경의 모혈이며 토에 속하는 태연(太淵)을 취합니다. 토생금, 토를 금의 모(母)로 봅니다. 이런 취혈법은 자오취혈과 자모취혈의 방법을 혼합한 방법입니다.

④ 원락혈(原絡穴)

원혈이란 손발에서 장부의 질병을 진단하고 치료하는 특이한 혈위입니다. 원이란 본원(本原)의 뜻입니다. 또 원기(原氣)라는 의미도 담고 있습니다. 12경의 근본이며 12원혈이 있습니다. 12원혈은 12경락의 질병에 유효한 치료 효과를 냅니다. 예를 들어 심경(心經)의 질환이 있다면 심경의 원혈인 신문(神門)을 택하고, 폐병에는 폐경의 원혈인 태연(太淵)을 택합니다.

락혈(絡穴)은 경맥의 경기(經氣)가 표리(表裏)로 소통하는 부위를 말합니다. 락혈은 대부분 사지의 팔목과 발목 관절 근처에 위치하고 있습니다. 12경맥의 락혈과 임독맥의 락혈, 비(脾)의 대락(大絡)인 대포(大包)혈을 합해 모두 15혈의 락혈이 있습니다.

경맥(經脈)	原穴	絡穴	경맥(經脈)	原穴	絡穴
手太陰肺經	太淵	列缺	手陽明大腸經	合谷	偏歷
手厥陰心包經	大陵	內關	手少陰三焦經	陽池	外關
手少陰心經	神門	通里	手少陽小腸經	腕骨	支正
足太陰脾經	太白	公孫	足陽明胃經	沖陽	豊隆
足厥陰肝經	太冲	蠡溝	足少陽膽經	丘虛	光明
足少陰腎經	太溪	大鐘	足太陽膀胱經	京骨	飛揚
任脈		鳩尾	督脈		長强

예를 든다면 폐경의 락혈인 열결은 대장경의 질병을 치료하는데 활용됩니다. 장강이나 구미, 비의 대포혈 등도 리(裏)의 내장 질환을 치료하는데 활용됩니다. 원락의 배혈법을 주객(主客)배혈이라 합니다. 비 질환을 치료하기 위해 원혈인 태백(太白)을 주로 삼고, 다시 위경의 락혈인 풍륭을 객으로 취합니다. 이렇게 표리(表裏)관계의 원락혈을 배합하면 치료효과를 높일 수 있습니다.

⑤ 극혈(郄穴)

 팔다리의 팔꿈치와 무릎 이하의 오목한 곳에 있습니다. 극이란 사이가 오목하다는 뜻입니다. 12경맥과 양유맥(陽維脈), 음유맥(陰維脈), 양교맥(陽蹻脈), 음교맥(陰蹻脈)에 각 하나씩 모두 16혈이 있습니다. 이 극혈은 장부의 조정작용을 맡고 있습니다. 양경의 극혈은 급성통증에 쓰입니다. 예를 들면 위통이 심하면 양구를 취하고, 급성담낭염에는 외구를 취합니다. 음경의 극혈은 혈증을 다스리는데 쓰입니다. 예로 폐병이 있어 피를 토하면 공최를, 여인의 하혈에는 중도를 취합니다. 그리고 이 극혈들은 침술마취에 활용됩니다.

경맥(經脈)	郄穴	경맥(經脈)	郄穴
手太陰肺經	孔最	足少陰腎經	水泉
手厥陰心包經	郄門	足陽明胃經	梁丘
手少陰心經	陰郄	足少陽膽經	外丘
手陽明大腸經	溫溜	足太陽膀胱經	金門
手少陽三焦經	會宗	陽維脈	陽交
手太陽小腸經	陽老	陰維脈	築賓
足太陰脾經	地機	陰蹻脈	交信
足厥陰肝經	中都	陽蹻脈	跗陽

⑥ 수혈(兪穴)과 모혈(募穴)

兪는 유라고 발음됩니다. 그런데 실제로는 전수(轉輸)의 수혈(輸穴)입니다. 그래서 腧, 兪, 輸 모두 수라고 합니다. 이는 동양의학의 습관입니다.

수(兪)는 등과 허리의 배수혈(背兪穴)을 말합니다. 대체로 장부 위치의 아래나 위에 위치합니다. 12수혈이 있습니다.

모(募)는 장부의 기가 모이는 흉, 복부의 혈입니다. 대부분 수모혈을 서로 배합하여 치료합니다.

臟腑	背兪穴	募穴	臟腑	背兪穴	募穴
폐	肺兪	中府	위	胃兪	中脘
심포	厥陰兪	膻中	담	膽兪	日月
심	心兪	巨闕	방광	膀胱兪	中極
간	肝兪	期門	대장	大腸兪	天樞
비	脾兪	章門	삼초	三焦兪	石門
신	腎兪	京門	소장	小腸兪	關元

소화불량 등의 만성병에는 배수혈을 취하고, 급성 위장병 등에는 모혈을 주로 취합니다.

⑦ 팔회혈(八會穴)

신체 각 부에 위치한 장(臟) 부(腑) 기(氣) 혈(血) 근(筋) 맥(脈) 골(骨) 수(髓)의 8종의 조직과 기관과 연관된 혈입니다.

예를 들어 오장과 연관된 질병이라면 장문을 배합합니다. 육부와 관계된 질병이라면 장회(臟會)의 중완(中脘)을 취합니다. 기체(氣滯), 기역(氣逆) 등의 질병에는 기회(氣會)의 전중(膻中)을 취합니다.

경맥(經脈)	팔회(八會)	혈(穴)
족궐음간경(足厥陰肝經)	장회(臟會)	장문(章門)
임맥(任脈)	부회(腑會)	중완(中脘)
임맥(任脈)	기회(氣會)	전중(膻中)
족태양방광경(足太陽膀胱經)	혈회(血會)	격수(膈兪)
족소양담경(足少陽膽經)	근회(筋會)	양릉천(陽陵泉)
수태음폐경(手太陰肺經)	맥회(脈會)	태연(太淵)
족태양방광경(足太陽膀胱經)	골회(骨會)	대저(大杼)
족소양담경(足少陽膽經)	수회(髓會)	절골(絶骨)

⑧ 팔맥(八脈) 교회혈(交會穴)

12경맥과 기경8맥이 서로 상통하는 혈을 말합니다. 충맥은 공손과 통합니다. 음유맥은 내관과 통합니다. 충맥과 음유맥은 심(心), 흉(胸), 위(胃)에서 만납니다. 그래서 임상에서는 공손과 내관을 심, 흉, 위 질환에 배혈합니다.

經脈	經穴	八脈交會 經路	會合 部位
督脈 陽蹻脈	后溪 申脈	手太陰后溪→어깨→大椎督脈 足太陽申脈→陽蹻脈	눈안쪽, 귀, 목뒤, 견갑
任脈 陰蹻脈	列缺 照海	手太陰列缺→인후→任脈 足少陰照海→陰蹻脈	폐부, 인후, 흉격
冲脈 陰維脈	公孫 內關	足太陰公孫→복부→關元冲脈 手厥陰內關→胸中→陰維脈	胸, 心, 胃
帶脈 陽維脈	臨泣 外關	足少陽臨泣→옆구리→帶脈 手少陽外關→어깨→天髎 陽維脈	눈밖쪽, 귀, 뺨, 목, 어깨

⑨ 하합혈(下合穴)

육부(六腑)의 기가 족삼양경과 합하는 수혈(腧穴)을 하합혈이라 합니다. 육부의 질병에 하합혈을 취해 치료합니다. 예로 대장경과 연관이 있는 장염을 앓고 있다면 상거허(上巨虛)를 취혈하고, 담낭염이라면 양릉천(陽陵泉)을 취혈합니다.

육부(六腑)	하합혈(下合穴)	경맥(經脈)
위(胃)	족삼리(足三里)	족양명위경(足陽明胃經)
대장(大腸)	상거허(上巨虛)	족양명위경(足陽明胃經)
소장(小腸)	하거허(下巨虛)	족양명위경(足陽明胃經)
삼초(三焦)	위양(委陽)	족태양방광경(足太陽膀胱經)
담(膽)	양릉천(陽陵泉)	족소양담경(足少陽膽經)
방광(膀胱)	위중(委中)	족태양방광경(足太陽膀胱經)

(2) 임상 치료

고전적인 여러 배혈법에 따라 치료를 하지만 실제의 임상에서는 삼선법(三線法)이나 칠점법(七点法) 등의 방법을 선택하여 치료에 임합니다.

임상에는 어떤 경험적인 요소들이 치료의 주를 이룹니다. 예를 든다면 허리와 등의 통증에는 "요배위중구(腰背委中求)"의 원칙에 따라 위중혈을 배합하는 것을 잊지 않습니다. 임상 치료는 시술자 자신의 학식과 경험이 모여 치료에 임하는 것이며 획일적으로 정해진 체계는 없습니다. 또 여러 환자의 상태에 따라 어떤 배혈을 해야 치료 효과를 높일 수 있는지도 연구해야 합니다. 뒤에서 다시 설명할 것입니다.

(3) 수법의 연습

 지압요법은 약물을 사용하지 않고 손의 움직임으로 치료를 합니다. 시술자는 육체적인 노동과 정신적인 노동을 하는 결과가 되므로 자신의 체력을 조절해야 합니다.

 시술자 자신이 왕성한 체력과 충만 된 기력으로 치료를 할 때 환자의 치료효과도 높일 수 있습니다. 물론 의학적인 지식을 충분히 갖추고 해부학적, 운동 생리학적 공부도 해야합니다. 좀 더 고도의 수기(手技)를 발휘하려면 필수적으로 무술 수련을 빼놓을 수 없을 것입니다.

 처음 수련에 임하면 자루에 모래나 곡식을 넣어 엄지로 누르는 수법부터 시작합니다. 그리고 바로 눌러 밀기, 옆으로 눌러 밀기, 당기면서 힘을 주고 앞으로 나가며 힘을 빼는 등 다양한 기법과 일정한 속도를 위해 노력합니다.

 지압 기법의 운용이 일종의 안마기계(?)가 움직이듯 기계적으로 움직여야 합니다. 특정 환자에게는 맛사지 크림이나 어떤 오일을 바르고 시술하는 일도 있습니다. 이런 수법의 연습도 필요합니다. 그러나 여인의 피부 맛사지나 화장술을 연습하는 것이 아닌 만큼 치료를 위한 파동의 전달 방법을 연구해야 합니다. 훌륭한 기법을 지닌 시술자는 단 한번의 박법(拍法)과 퇴장(推掌)으로 만성요통을 치료할 수도 있습니다. 팔의 힘을 풀고 어깨를 유연하게 합니다. 모든 수기는 허리의 힘이 복부의 탄력에 의해 전달된다는 느낌으로 시술해야합니다.

 지압요법에서는 혈의 위치만을 외운다고 치료를 잘할 수는 없습니다. 손을 통해 치료효과를 얻는 것이니 손 기술을 향상시키기에 노력해야 합니다.

제2장 상용 혈위

지압요법에 자주 사용되는 혈위(穴位)를 숙지하고, 어떤 질병에 배혈(配穴)할 수 있는지를 배웁니다. 기본적인 치료 수법과 어떤 질병치료에 활용되는지 알아봅니다.

(1) 수구(水溝·人中)

[취혈] : 코 밑에서 입술까지를 삼등분하여 코에서부터 1/3이 되는 지점.
[경맥] : 독맥(督脈)
[주치] : 혼수상태, 호흡곤란, 급성요통, 더위 먹은 데, 낙침(落枕 베개를 잘못 베고 자서 생기는 목덜미의 통증)
[수법] : 손가락을 세워 누릅니다. 침을 사용한다면 0.5촌(寸) 이하로 비스듬히 찌릅니다.

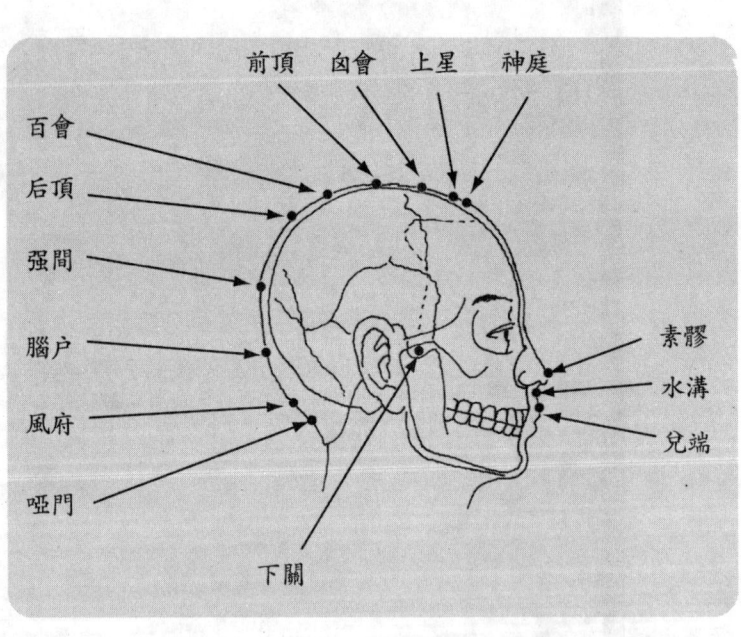

(2) 영향(迎香)

[취혈] : 코 옆에서 0.5촌(寸) 떨어져 주름위에서 정합니다.
[경맥] : 수양명대장경(手陽明大腸經)
[주치] : 코막힘, 코피, 입이 마르고 심한 갈증.
[수법] : 누르기(按法), 눌러 밀기(推法)

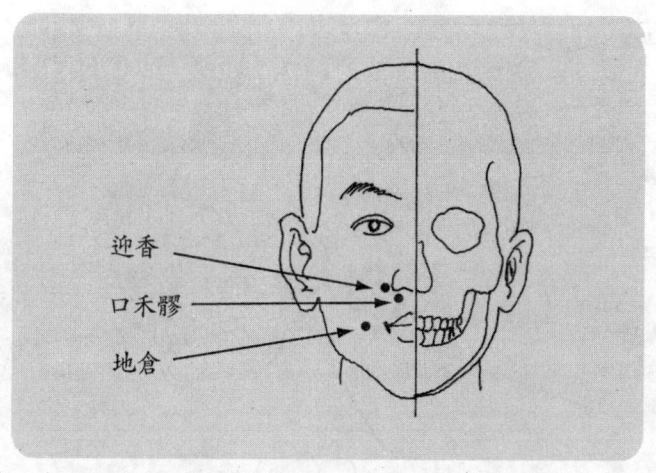

(3) 지창(地倉)

[취혈] : 입 옆에서 0.4촌(寸).
[경맥] : 족양명위경(足陽明胃經).
[주치] : 중풍에 의한 입 비뚤어짐 증세, 안면 근육의 이상.
[수법] : 밖을 향해 눌러 밀기(推法).

(4) 하관(下關)

[취혈] : 광대뼈 아래의 오목한 곳에서 정합니다.
[경맥] : 족양명위경(足陽明胃經).
[주치] : 치통, 입안의 염증, 중풍에 의한 입 비뚤어짐, 귓병.
[수법] : 눌러 밀기(推), 눌러 문지르기(按揉).

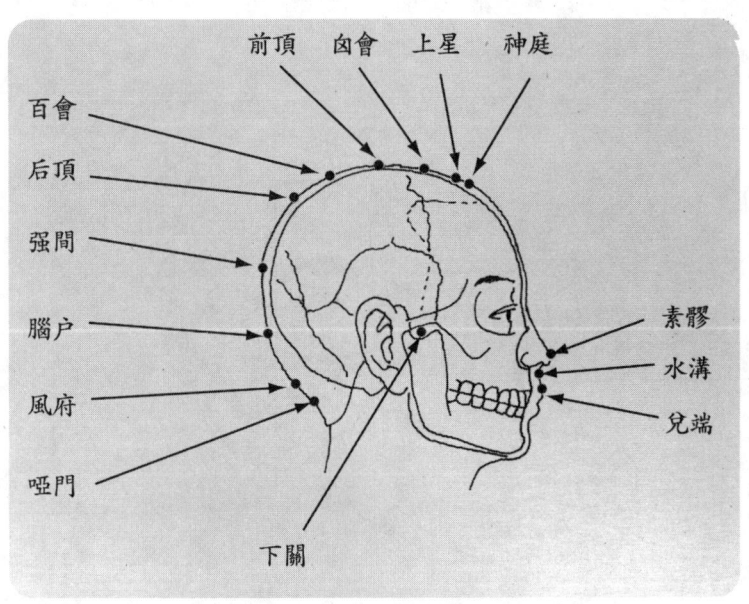

(5) 태양(太陽)

[취혈] : 눈썹 밖으로 1촌(寸) 이동하여 오목한 곳에서 정합니다. (관자놀이)
[경맥] : 기혈(奇穴).
[주치] : 두통, 편두통, 삼차신경통, 치통, 안질환, 고혈압.
[수법] : 눌러 문지르기, 누르기, 삼릉침(三稜針)으로 출혈시킵니다. 뜸을 뜨면 안됩니다.

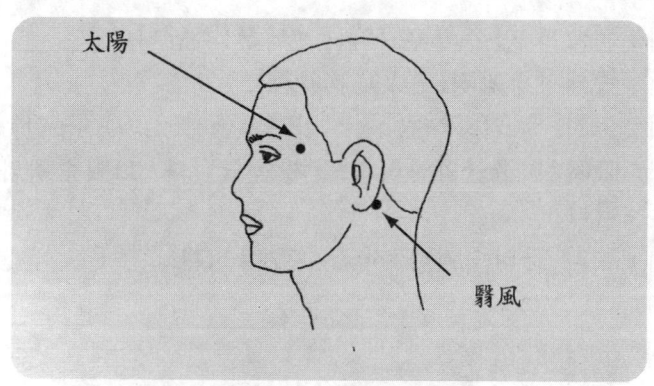

(6) 권료(顴髎)

[취혈] : 눈꼬리 아래로 내려와 오목한 곳에서 취합니다.
영향(迎香)과 나란히 위치합니다.
[경맥] : 수태양소장경(手太陽小腸經).
[주치] : 중풍에 의한 입 비뚤어짐, 삼차신경통, 치통.
[수법] : 침은 직자로 0.6촌(寸). 뜸을 금합니다. 눌러 문지르기(按揉), 눌러 밀기(推).

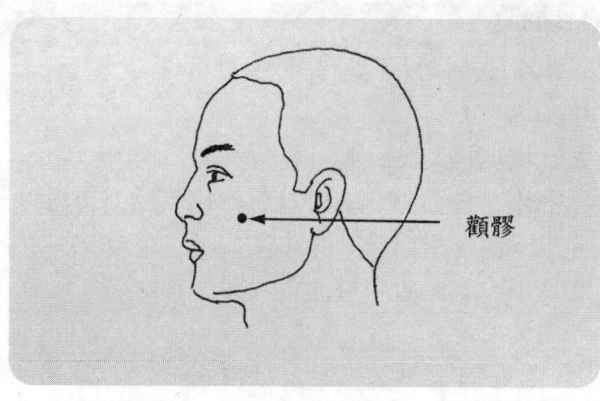

(7) 정명(睛明)

[취혈] : 눈꼬리 안쪽의 오목한 곳에서 취합니다.
[경맥] : 족태양방광경(足太陽膀胱經).
[주치] : 근시, 눈의 통증, 정신질환, 환시(幻視), 구안괘사(口眼喎斜 구안와사라고도 발음합니다. 口眼歪斜와 같습니다.)
[수법] : 눌러 돌려주거나 지긋이 누릅니다.

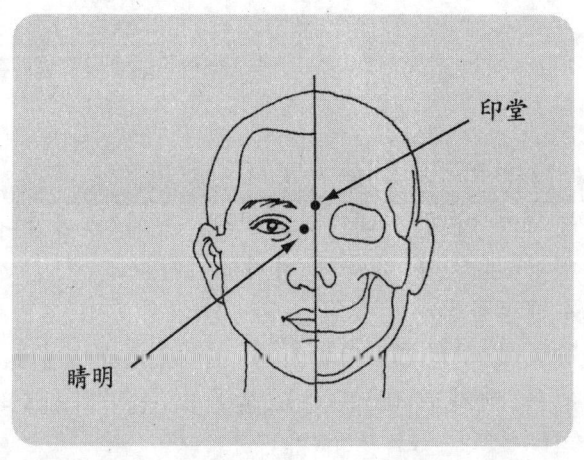

(8) 인당(印堂)

[취혈] : 눈썹과 눈썹의 중간에서 정합니다.
[경맥] : 기혈(奇穴).
[주치] : 두통, 실면(失眠), 현기증, 콧병, 고혈압.
[수법] : 삼릉침(三稜針)으로 약간의 출혈을 시킵니다. 누르거나 눌러 돌립니다. 눈썹의 밖을 향해 양 무지(拇指)로 분퇴(分推)합니다.

(9) 백회(百會)

[취혈] : 뒷머리가 시작되는 곳을 후발제(后髮際)라 합니다. 이로부터 위로 향해 7촌(寸)의 머리 중앙과 양 귀를 연결한 선이 교차하는 지점으로 정합니다.
[경맥] : 독맥(督脈).
[주치] : 현기증, 두통, 정신질환, 혼수상태, 간질, 탈항, 자궁의 이상, 치질, 설사, 고혈압, 실면(失眠).
[수법] : 지속적으로 누르거나(点), 눌러 문지릅니다.(按揉)

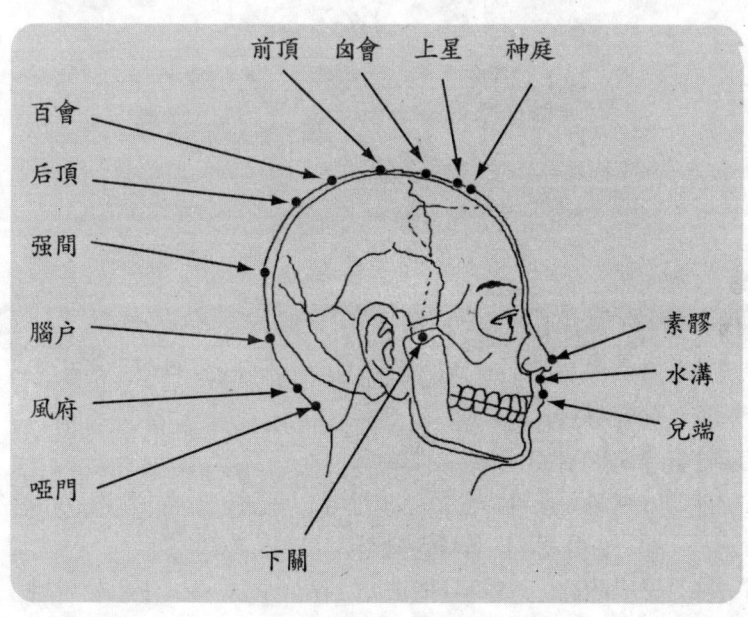

(10) 풍지(風池)

[취혈] : 침골(枕骨)과 제1경추의 중간에 약간 튀어나온 근육 옆에서 취합니다.
[경맥] : 족소양담경(足少陽膽經).
[주치] : 고혈압, 중풍, 두통, 경추의 이상, 감기, 발열, 근시.
[수법] : 엄지와 둘째손가락으로 움켜쥐거나(拿), 곤법(滾法)으로 시술합니다.

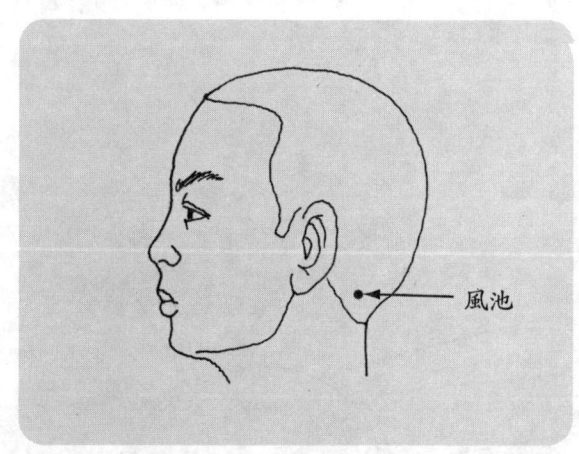

(11) 견정(肩井)

[취혈] : 대추혈과 어깨 위 둥글게 튀어나온 뼈의 연결선에서 정합니다.
[경맥] : 족소양담경(足少陽膽經).
[주치] : 어깨와 등의 통증, 고개의 통증, 팔의 통증, 유선염, 감기, 유방의 통증, 난산.
[수법] : 곤법(滾法), 안법(按法), 나법(拿法)을 사용합니다. 침으로는 0.6촌을 직자 합니다. 임산부에게는 침을 놓지 않습니다.

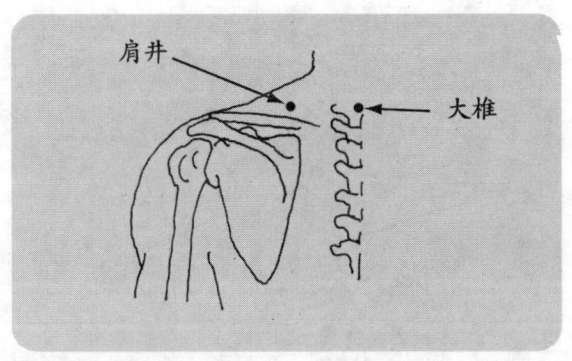

(12) 대추(大椎)
[취혈] : 엎드리거나 앉혀서 제7경추의 튀어나온 뼈 아래에서 취합니다.
[경맥] : 독맥(督脈).
[주치] : 기침, 가래, 천식, 학질, 열병, 간질, 더위 먹은 데, 두드러기, 낙침(落枕).
[수법] : 안법(按法)과 밖으로 벌려 미는 분퇴법(分推法)을 병용합니다.

(13) 결분(缺盆)
[취혈] : 쇄골 위의 오목한 곳, 정 중앙에서 옆으로 4촌(寸)에 위치합니다.
[경맥] : 족양명위경(足陽明胃經).
[주치] : 팔과 어깨의 통증, 기침, 가래, 천식.
[수법] : 눌러 문지르거나(按揉), 움켜줍니다.(拿) 결분을 점(点)한 뒤 엄지의 지문부로 목옆을 따라 밀어 올리는 방법도 자주 사용됩니다.

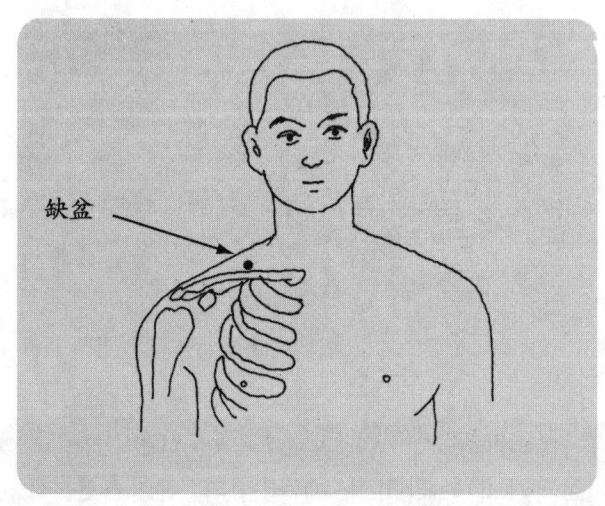

(14) 예풍(翳風)

[취혈] : 귀 뒤와 아래 턱 사이의 오목한 곳에서 취합니다.
[경맥] : 수소양삼초경(手少陽三焦經).
[주치] : 귀울림, 난청, 외이도염, 치통, 중풍에 의한 입 비뚤어짐.
[수법] : 침을 사용할 때는 0.8촌 정도를 직자 합니다. 안유(按揉)와 점법(点法)을 사용합니다.
점(点)은 안(按)과 같은 기법이지만 좁은 범위를 찌르듯 누릅니다.
둘째손가락을 세워 지문부로 누르는 기법을 주로 사용합니다. 점은 눌러 돌리거나 문지르지 않고 일정한 힘을 가하여 일정시간을 유지하고, 손을 뗀 뒤 다시 같은 수법을 반복합니다.

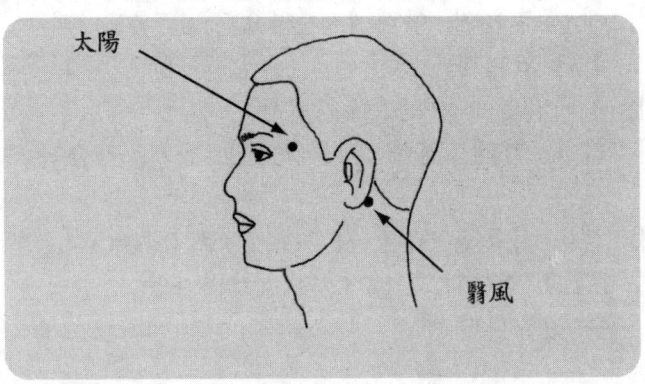

(15) 인영(人迎)

[취혈] : 목옆의 튀어나온 곳에서 옆으로 1.5촌의 위치에서 정합니다. 목 동맥과 흉쇄돌기의 중간에 위치 합니다.
[경맥] : 족양명위경(足陽明胃經).
[주치] : 목의 통증, 고혈압, 실음(失音).
[수법] : 누르거나 눌러 문지릅니다.

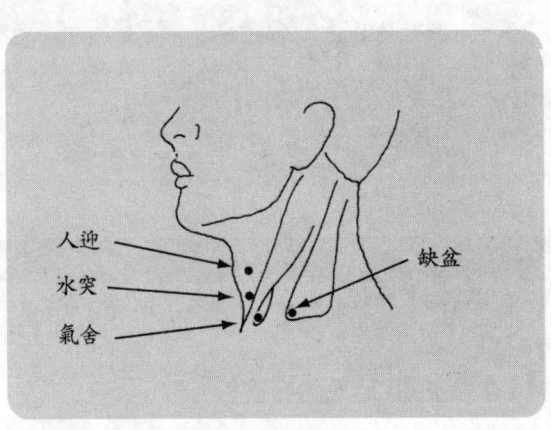

(16) 폐수(肺兪)

[취혈] : 제3흉추돌기 아래에서 옆으로 1.5촌(寸)의 위치에서 취혈 합니다.
[경맥] : 족태양방광경(足太陽膀胱經).
[주치] : 기침, 가래, 천식, 객혈(喀血), 감기, 가슴과 등의 통증.
[수법] : 침을 사용할 때는 사자(斜刺)로 0.5촌(寸). 안유법(按揉法), 점(点), 곤(滾), 퇴(推)의 다양한 수법을 사용할 수 있습니다.

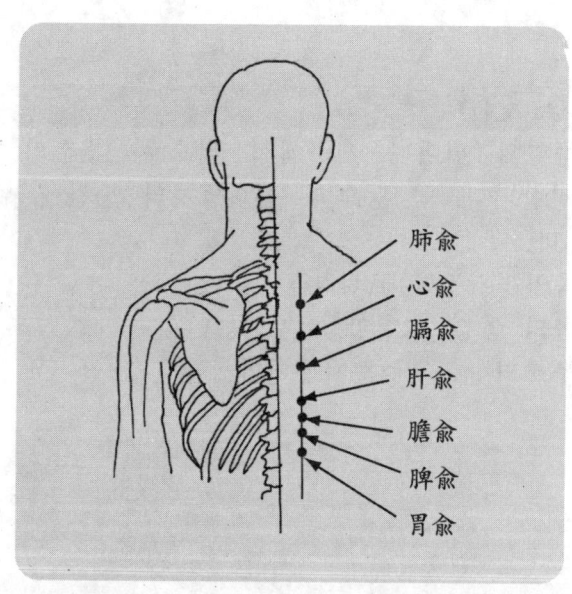

(17) 심수(心兪)

[취혈] : 제5흉추돌기 아래에서 옆으로 1.5촌(寸)의 위치에 정합니다.
[경맥] : 족태양방광경(足太陽膀胱經).

[주치] : 심장의 통증, 가슴 두근거림, 불면증, 도한(盜汗), 신경쇠약, 등의 통증.
[수법] : 눌러 문지르고, 점(点), 곤(滾), 퇴법(推法)으로 시술합니다. 곤(滾)은 수도(手刀)를 환부에 대고 손 등쪽으로 팔을 누르는 중국퇴나만의 독특한 수법입니다.

(18) 간수(肝兪)

[취혈] : 제9흉추돌기 아래에서 옆으로 1.5촌(寸) 떨어진 곳에 위치합니다.
[경맥] : 족태양방광경(足太陽膀胱經).
[주치] : 간염, 담낭염, 위장질환, 가슴과 옆구리의 통증, 요통, 침침한 눈.
[수법] : 안유법(按揉法), 곤법(滾法), 점(点) 등의 기법을 혼합해 사용합니다.

(19) 담수(膽兪)

[취혈] : 제10흉추돌기 아래에서 옆으로 1.5촌(寸) 떨어져 취혈 합니다.
[경맥] : 족태양방광경(足太陽膀胱經).
[주치] : 황달, 담낭염, 담석증, 가슴과 옆구리의 통증, 폐결핵, 허리와 등의 통증.
[수법] : 안유법(按揉法), 곤(滾), 점(点) 등의 기법을 배합하여 시술합니다.

(20) 비수(脾兪)

[취혈] : 제11흉추돌기 아래에서 옆으로 1.5촌(寸) 떨어진 곳에서 정합니다.
[경맥] : 족태양방광경(足太陽膀胱經).

[주치] : 위통, 간염, 소화불량, 설사, 월경과다, 만성 출혈성 질병, 빈혈, 신경쇠약, 구토.
[수법] : 안유(按揉), 점(点), 퇴(推), 곤(滾) 등의 여러 기법을 배합할 수 있습니다.

(21) 노수(臑兪)

[취혈] : 견갑골과 견봉돌기 뒤의 오목한 곳에서 취합니다.
[경맥] : 수태양소장경(手太陽小腸經).
[주치] : 어깨 관절염, 등과 팔이 쑤시고 아픈 증세..
[수법] : 나(拿), 점(点)을 위주로 시술합니다.

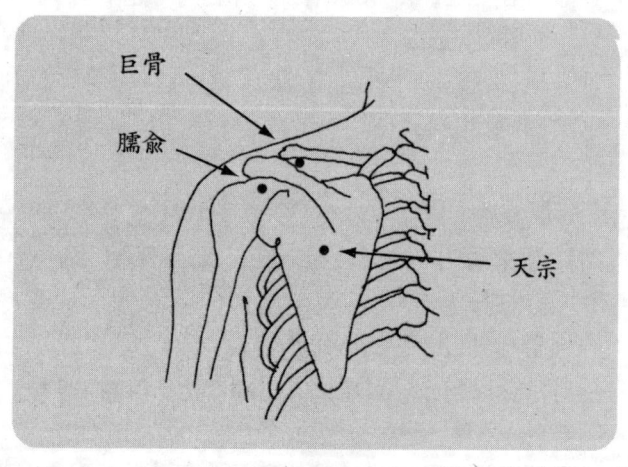

(22) 천종(天宗)

[취혈] : 견갑골 위의 오목한 곳에서 정합니다.
[경맥] : 수태양소장경(手太陽小腸經).
[주치] : 어깨관절 주위의 염증, 팔의 통증, 천식, 유방의 통증.
[수법] : 점법(点法) 위주로 시술합니다.

(23) 거골(巨骨)

[취혈] : 쇄골 견봉의 오목한 곳에서 취합니다.
[경맥] : 수양명대장경(手陽明大腸經).
[주치] : 어깨와 팔의 통증.
[수법] : 점법(点法) 위주로 시술합니다.

(24) 명문(命門)

[취혈] : 엎드린 자세로 제2요추돌기 아래에서 정합니다.
[경맥] : 독맥(督脈).
[주치] : 발기부전, 유정(遺精), 월경불순, 요통, 조루증, 만성 설사.
[수법] : 뜸을 뜰 수 있는 곳이지만 남자에게 해롭습니다. 눌러 문지르거나 손바닥으로 마찰합니다.

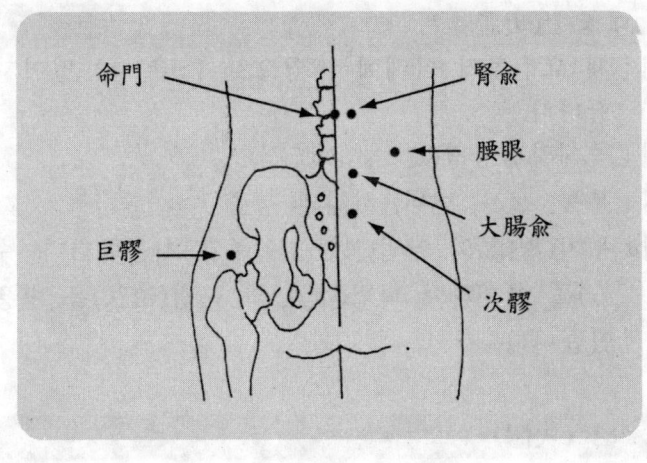

(25) 신수(腎兪)

[취혈]: 제2요추돌기 아래에서 옆으로 1.5촌(寸) 떨어진 곳에서 취합니다.
[경맥]: 족태양방광경(足太陽膀胱經).
[주치]: 요통, 유뇨(遺尿), 유정(遺精), 발기부전, 월경불순, 귀울림.
[수법]: 곤법(滾法)과 점(点), 분퇴법(分推法)을 혼합하여 시술 합니다.

(26) 요안(腰眼)

[취혈]: 제4요추돌기 아래에서 옆으로 3촌(寸) 정도 떨어진 오목한 곳에 위치합니다.
[경맥]: 기혈(奇穴).
[주치]: 허리와 다리의 통증, 월경불순, 대하(帶下).
[수법]: 안유(按揉)와 곤법(滾法)을 병용합니다.

(27) 대장수(大腸兪)

[취혈]: 제4요추돌기 아래에서 옆으로 1.5촌(寸) 떨어져 위치합니다.
[경맥]: 족태양방광경(足太陽膀胱經).
[주치]: 복통, 설사, 변비, 허리의 통증.
[수법]: 무지(拇指)의 안법(按法) 위주로 시술합니다. 수도(手刀)를 이용하여 퇴법(推法)과 곤법(滾法)을 병용할 수 있습니다.

(28) 차료(次髎)

[취혈]: 엉덩이 선골(仙骨)의 두 번째 구멍에 위치합니다.

[경맥] : 족태양방광경(足太陽膀胱經).
[주치] : 좌골신경통, 여성기질환, 유정(遺精), 발기부전.
[수법] : 점(点), 안(按) 위주로 시술합니다.

(29) 거료(巨髎)

[취혈] : 옆으로 눕혀 대전자(大轉子)의 높은 지점과 엉덩이뼈의 중간에서 찾습니다.
[경맥] : 족소양담경(足少陽膽經).
[주치] : 요통, 하체의 마비.
[수법] : 점(点), 안(按)을 사용합니다.

(30) 환도(環跳)

[취혈] : 대전자(大轉子)와 엉덩이 꼬리뼈를 이은 선 위 1/3 지점에 위치합니다.
[경맥] : 족소양담경(足少陽膽經).
[주치] : 좌골신경통, 요통, 하체의 마비.
[수법] : 점법(点法)과 안법(按法).

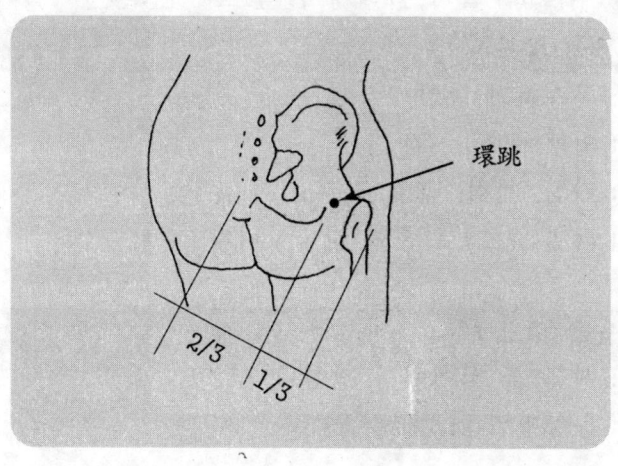

(31) 천돌(天突)

[취혈] : 가슴뼈 맨 위 오목한 곳에서 찾습니다.
[경맥] : 임맥(任脈)
[주치] : 천식, 구역질, 가슴의 통증, 갑상선 비대증.
[수법] : 점법(点法)을 주로 사용합니다.

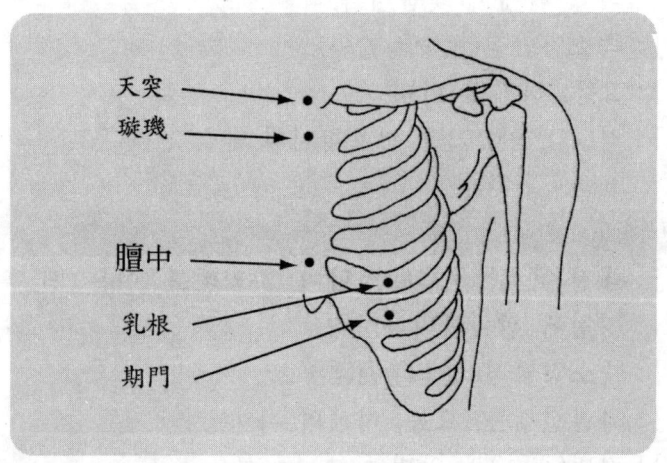

(32) 선기(璇璣)

[취혈] : 가슴뼈의 중간.
[경맥] : 임맥(任脈)
[주치] : 기침, 천식, 발열, 구토.
[수법] : 점법(点法) 위주로 시술합니다.

(33) 유근(乳根)

[취혈] : 제5늑골 사이에서 정합니다.
[경맥] : 족양명위경(足陽明胃經)

[주치] : 유즙(乳汁) 부족, 유방의 통증, 천식.
[수법] : 점법(点法)으로 시술합니다.

(34) 기문(期門)
[취혈] : 제6늑골 사이에서 취합니다. 젖꼭지 아래에 위치합니다.
[경맥] : 족궐음간경(足厥陰肝經).
[주치] : 황달, 담낭질환, 가슴과 옆구리의 통증.
[수법] : 누르거나 눌러 문지릅니다.

(35) 중완(中脘)
[취혈] : 배꼽 위 4촌(寸)에서 취합니다.
[경맥] : 임맥(任脈).
[주치] : 위통, 구토, 소화불량, 설사.
[수법] : 마법(摩法)을 주로 사용합니다.

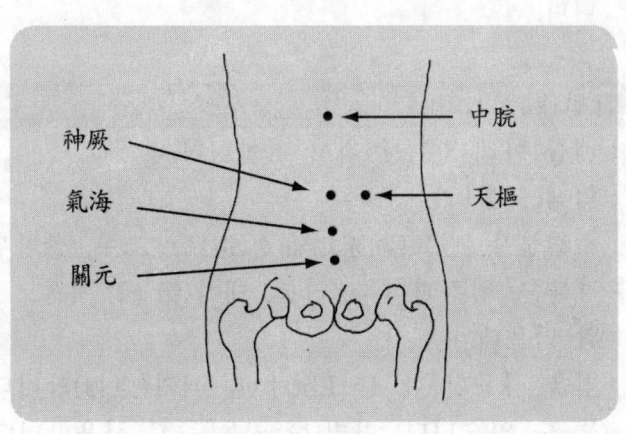

(36) 신궐(神闕)

[취혈] : 바르게 눕히고 배꼽에서 취합니다.
[경맥] : 임맥(任脈).
[주치] : 복통 설사, 요실금(尿失禁).
[수법] : 침을 사용해서는 안됩니다. 뜸을 사용할 때는 직접 뜨지 않고 쑥봉으로 거리를 두어 간접 뜸을 뜹니다. 안유법(按揉法)을 주로 사용합니다.

(37) 기해(氣海)

[취혈] : 배꼽 아래의 1.5촌(寸)에서 정합니다.
[경맥] : 임맥(任脈).
[주치] : 복통, 헛배부름, 설사, 이질, 요통(尿痛), 유뇨(遺尿), 유정(遺精), 발기부전, 조루, 월경불순, 생리통, 월경과다, 자궁 탈수, 탈항, 위하수.
[수법] : 침을 사용할 때는 직자(直刺)로 0.5~1.5촌(寸)을 찌릅니다. 뜸을 뜰 수 있습니다. 안법(按法)으로 시술합니다.

(38) 관원(關元)

[취혈] : 배꼽 아래 3촌(寸)에서 취합니다.
[경맥] : 임맥(任脈).
[주치] : 소변불통, 빈뇨(頻尿), 유정(遺精), 조루, 발기부전, 월경불순, 월경과다, 생리통, 대하(帶下), 복통, 설사, 더위 먹은데.
[수법] : 침을 사용할 때 1~1.5(寸)을 직자(直刺)합니다. 뜸을 뜰 수 있습니다. 마법(摩法)을 주로 사용합니다.

(39) 천추(天樞)

[취혈] : 배꼽 옆으로 2.5촌(寸) 떨어져 취합니다. 참고로 경혈의 촌(寸)은 일반적인 척촌의 길이와 다르다는 것을 알아야 합니다. 취혈에서는 부위에 따라 그 길이를 달리 취합니다. 또 신체의 크고 작음에 따라 그 길이가 달라집니다. 보통 환자의 가운데 손가락의 한마디 길이를 1촌(寸)으로 정합니다. 이는 등과 다리 부위에 적용하는 일이 많습니다. 엄지의 손가락 넓이를 1촌(寸)으로 정합니다. 얼굴 부위를 중심으로 이 길이를 기준으로 사용합니다. 다리나 팔에서는 4횡지(橫指) 손가락 네 개의 폭을 3촌(寸)으로 정해 다리에서 사용합니다. 각 부위의 촌(寸)을 달리 적용하는 것을 골도분촌(骨度分寸)이라 합니다.

앞머리에서 뒷머리 시작 부위까지의 길이를 12촌(寸), 뒷머리 끝에서 대추(大椎)까지를 3촌(寸), 인당에서 앞머리 시작 부위까지를 3촌(寸), 겨드랑이에서 옆구리까지의 길이를 12촌(寸)으로 합니다.

[경맥] : 족양명위경(足陽明胃經).
[주치] : 헛배부름, 설사, 이질, 변비.
[수법] : 안유(按揉)나 점법(点法)을 사용합니다.

(40) 중충(中沖)

[취혈] : 가운데 손가락의 끝, 손가락 중앙에서 찾습니다.
[경맥] : 수궐음심포경(手厥陰心包經).
[주치] : 중풍 후유증, 혀가 굳어 말이 나오지 않는 증세, 더위 먹은 데, 어린이의 경기, 심장의 통증.

[수법] : 삼릉침으로 점자(点刺)하여 출혈시킵니다.
손가락 끝으로 찌르듯 누르고 꼬집습니다.

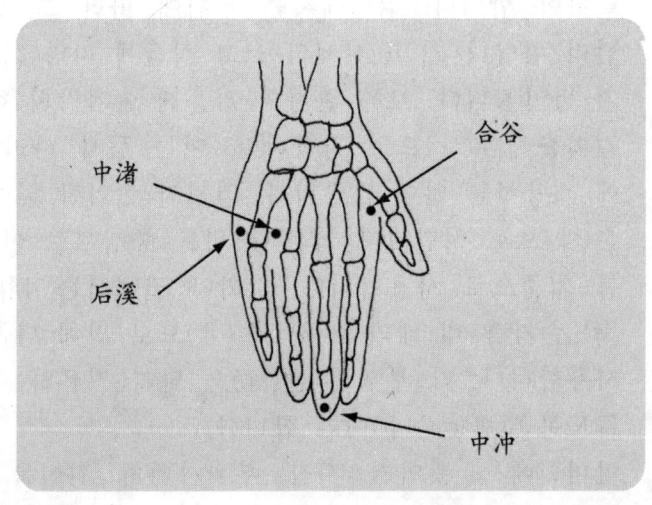

(41) 합곡(合谷)

[취혈] : 엄지와 둘째손가락 사이의 오목한 곳. 제2장골(掌骨) 측면 연장선상의 중간에서 취합니다.

[경맥] : 수양명대장경(手陽明大腸經)

[주치] : 두통, 치통, 구안괘사, 인후통, 감기, 발열, 다한(多汗), 난산(難産).

[수법] : 누르기, 눌러 문지르기, 침을 찌르면 기절하는 사례도 자주 발생하니 주의 바랍니다.

합곡(合谷)은 호구(虎口)라고도 부릅니다. 엄지와 둘째손가락을 넓게 벌리고 엄지 지문부로 누릅니다. 너무 세게 자극하지 않도록 합니다.

(42) 중저(中渚)

[취혈] : 손등 부위의 제4·5관절 위 오목한 곳에서 취합니다. 장골소두(掌骨小頭) 뒤 오목한 곳에서 정합니다.
[경맥] : 수소양삼초경(手少陽三焦經).
[주치] : 귀울림, 인후통, 어깨와 등의 통증, 낙침(落枕).
[수법] : 침을 사용할 때는 직자(直刺) 또는 사자(斜刺)로 0.5촌(寸)정도를 찌릅니다. 안유(按揉)와 나법(拿法)을 사용합니다.

(43) 후계(后溪)

[취혈] : 손바닥과 손등의 연접부, 주먹을 쥐고 제5지장(指掌) 관절의 주름에서 정합니다.
[경맥] : 수태양소장경(手太陽小腸經).
[주치] : 두통, 귀울림, 난청, 낙침, 급성요통, 좌골신경통, 학질, 간질, 어깨의 통증.
[수법] : 침을 사용할 때는 1촌(寸) 정도를 직자(直刺)합니다.

(44) 열결(列缺)

[취혈] : 팔목 위 돌기의 상방, 팔목 주름 위 1.5촌(寸)에서 정합니다.
[경맥] : 수태음폐경(手太陰肺經).
[주치] : 기침, 천식, 인후통.
[수법] : 누르고 움켜줍니다.

(45) 내관(內關)

[취혈] : 팔목 주름위의 2촌(寸), 양근(筋) 사이에서 취합니다.

[경맥] : 수궐음심포경(手厥陰心包經).
[주치] : 가슴 두근거림, 위통, 구토, 실면(失眠), 손가락 마비
와 통증.
[수법] : 침술마취에 사용됩니다. 눌러 문지르고 움켜쥡니다.

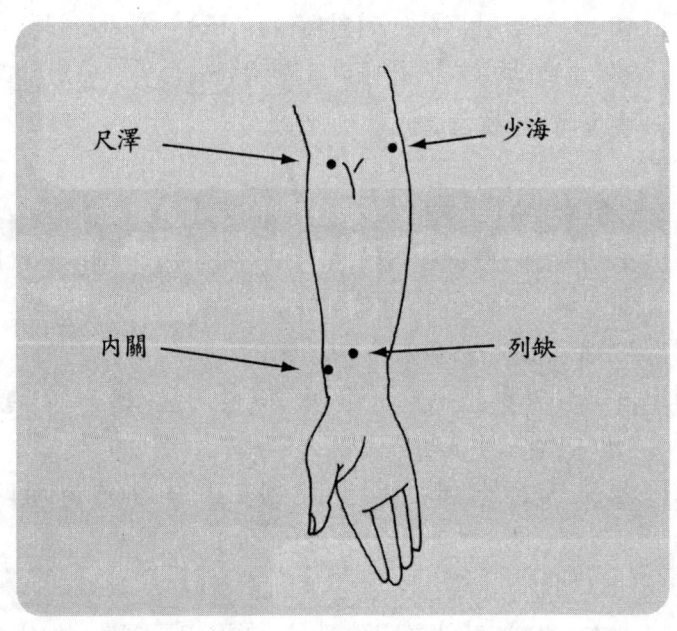

(46) 척택(尺澤)
[취혈] : 팔굽의 측면 주름에서 정합니다.
[경맥] : 수태음폐경(手太陰肺經)
[주치] : 기침, 천식, 더위 먹은 데, 어린이의 경기, 팔꿈치의
통증.
[수법] : 눌러 문지르기, 곤법(滾法), 움켜쥐기(拿法).

(47) 소해(少海)

[취혈] : 팔꿈치 주름과 팔꿈치 뼈 튀어나온 곳에서 오목한 곳 을 찾습니다.
[경맥] : 수소음심경(手少陰心經).
[주치] : 팔의 마비증세, 팔목 관절통증, 심장의 통증.
[수법] : 눌러 문지르거나, 움켜쥡니다.

(48) 외관(外關)

[취혈] : 손등 주름 위 오목한 곳에 양지혈(陽池穴)이 위치합니다. 여기서 위로 2촌(寸)을 취합니다.
[경맥] : 수소양삼초경(手少陽三焦經).
[주치] : 발열, 두통, 귀울림, 난청, 가슴의 통증, 손가락의 마비증, 손 저림.
[수법] : 누르거나 눌러 문지릅니다.

(49) 곡지(曲池)

[취혈] : 팔을 굽혀 팔꿈치 주름 끝과 팔꿈치 뼈의 중간에서 정합니다.
[경맥] : 수양명대장경(手陽明大腸經).
[주치] : 감기, 팔의 통증, 복통, 구토, 설사.
[수법] : 안유(按揉)와 나법(拿法)을 사용합니다.

(50) 견우(肩髃)

[취혈] : 어깨를 수평으로 들어 오목하게 들어가는 곳에서 찾습니다.
[경맥] : 수양명대장경(手陽明大腸經).

[주치] : 팔의 마비 증세와 통증.
[수법] : 점(点), 나(拿) 위주로 시술합니다.

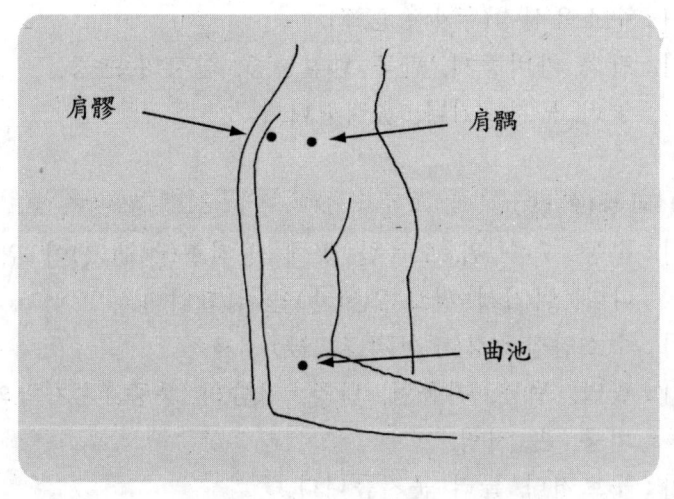

(51) 용천(涌泉)

[취혈] : 발바닥의 오목한 곳에 위치합니다.
[경맥] : 족소음신경(足少陰腎經).
[주치] : 혼수상태, 소아의 경기, 두통, 구토.
[수법] : 엄지의 지문부로 누릅니다. 경우에 따라 지압봉을 사용합니다.
　　　　침을 사용할 수 있으며 뜸도 뜰 수 있습니다. 그러나 발바닥에는 많은 부작용이 일어날 수 있어 주의를 요합니다. 발바닥에 상처를 입으면 다리 전체에 통증이 생길 수 있으며 신경염을 일으킬 수도 있습니다.

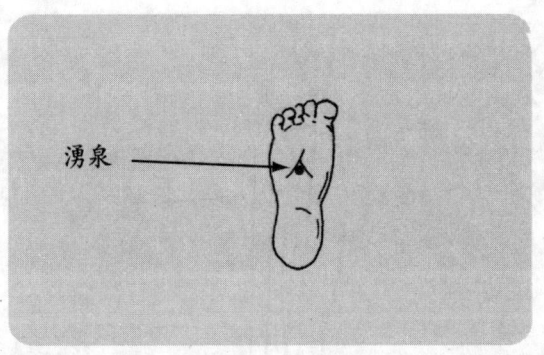

(52) 지음(至陰)

[취혈] : 새끼발가락 발톱 외측의 0.1촌(寸)에서 정합니다.
[경맥] : 족태양방광경(足太陽膀胱經).
[주치] : 두통, 난산, 태아의 위치 이상.
[수법] : 쑥봉에 의한 간접 뜸을 뜰 수 있습니다.
손가락으로 꼬집듯이 잡습니다.
침을 사용할 때는 얕게 찌릅니다. 0.2촌(寸) 이하로 피부 정도만 찌릅니다.
발가락 주변의 관절은 쉽게 감염될 수 있어 많은 주의가 필요합니다. 침을 사용할 때는 충분히 소독한 후에 정결한 침을 사용해야 합니다. 한번 사용한 침은 다시 사용하지 않는 것을 원칙으로 합니다.
침에 의해 바이러스성 질환과 기타의 병원균에 감염될 수 있습니다. 바이러스성 간염이나 에이즈에도 감염될 우려가 있습니다.

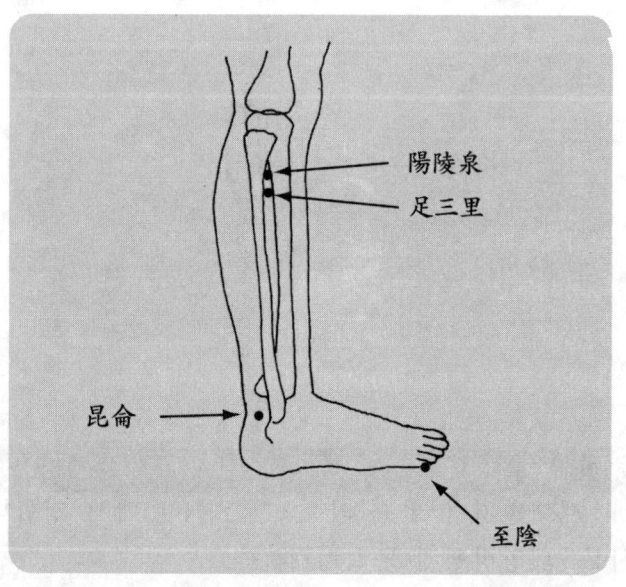

(53) 곤륜(昆侖)

[취혈] : 발 뒤의 근육과 복사뼈 사이의 오목한 곳에서 정합니다.

[경맥] : 족태양방광경(足太陽膀胱經).

[주치] : 두통, 목덜미의 통증, 요통, 난산, 간질, 좌골신경통.

[수법] : 침으로는 0.5촌(寸) 정도를 직자(直刺) 합니다. 엄지와 둘째손가락으로 움켜쥐고, 손으로 발목을 잡은 뒤 엄지로 지긋이 누릅니다.

아킬레스건에 통증이 생긴다하여 발목을 흔들고 돌리는 방법은 치료에 도움이 되지 못합니다.

(54) 태충(太衝)

[취혈] : 엄지발가락과 둘째발가락의 사이에서 정합니다.
[경맥] : 족궐음간경(足厥陰肝經).
[주치] : 빈혈, 두통, 현기증, 고혈압, 안면마비, 정신질환.
[수법] : 손가락 끝으로 세게 누릅니다.

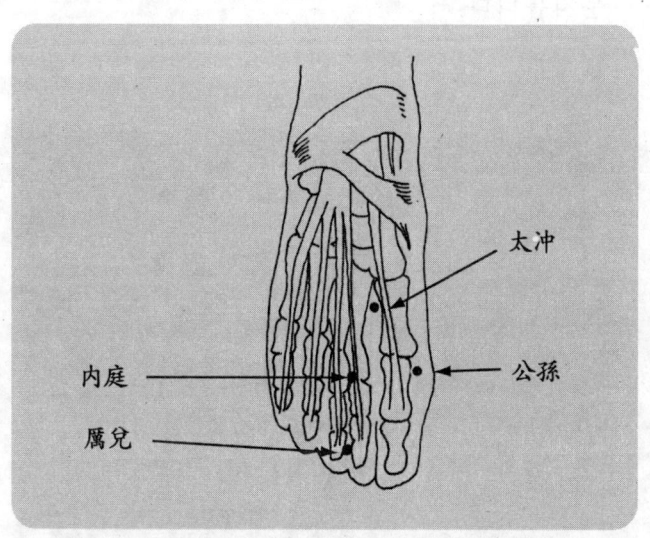

(55) 공손(公孫)

[취혈] : 엄지발가락 관절 뒤 발바닥과 발등의 살색이 바뀌는 곳에서 찾습니다.
[경맥] : 족태음비경(足太陰脾經).
[주치] : 위통, 복통, 설사, 생리통, 발가락의 통증.
[수법] : 손가락 끝으로 누릅니다.

(56) 삼음교(三陰交)

[취혈] : 복사뼈 위 3촌(寸)에서 정합니다.
[경맥] : 족태음비경(足太陰脾經).
[주치] : 소화불량, 비·위의 허약, 복통, 설사, 생리통, 여성기 질환, 유정(遺精), 발기부전, 신경성 피부염.
[수법] : 임신한 여성에게는 침을 금하는 혈입니다. 누르거나 문지릅니다.

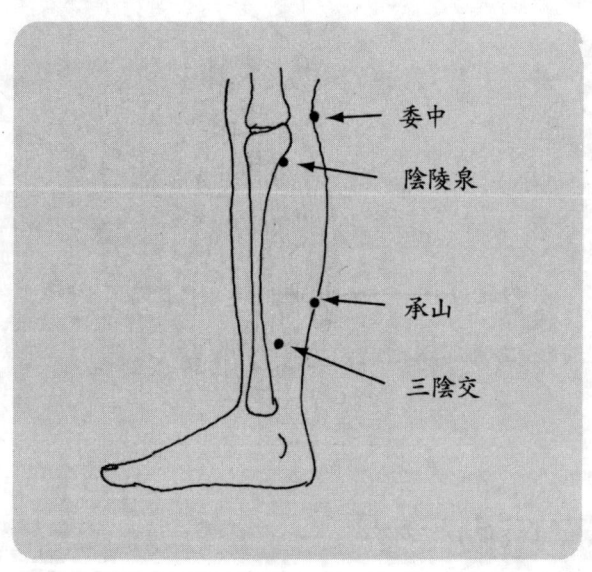

(57) 음릉천(陰陵泉)

[취혈] : 무릎 아래, 경골의 안쪽 오목한 곳에 위치합니다.
[경맥] : 족태음비경(足太陰脾經).
[주치] : 설사, 소변불통, 요실금.

[수법] : 엄지의 지문부나 둘째손가락으로 누릅니다.

(58) 내정(內庭)

[취혈] : 발등 둘째발가락과 셋째발가락 사이에서 찾습니다.
[경맥] : 족양명위경(足陽明胃經).
[주치] : 위통, 복통, 이질, 두통, 삼차신경통, 치통, 열병.
[수법] : 한 손가락으로 누릅니다.

(59) 족삼리(足三里)

[취혈] : 무릎 아래 3촌(寸), 경골 앞에서 밖으로 1촌(寸)의 위치에서 정합니다.
[경맥] : 족양명위경(足陽明胃經).
[주치] : 복통, 구토, 설사, 간질환, 담낭질환, 무릎관절의 통증.
[수법] : 엄지 지문부로 누릅니다.

(60) 양릉천(陽陵泉)

[취혈] : 무릎 아래의 둥근 뼈가 있는 곳의 아래에 있는 오목한 곳에 위치합니다.
[경맥] : 족소양담경(足少陽膽經).
[주치] : 간염, 담낭염, 좌골신경통, 하체 마비, 고열, 다리의 통증.
[수법] : 주로 침을 사용하는 데 1촌(寸) 정도를 직자(直刺)합니다. 엄지와 둘째손가락으로 움켜쥐거나 한 손가락으로 찌르듯 누릅니다.

(61) 승산(承山)

[취혈] : 발에 힘을 주고 뒤꿈치를 들면 근육이 "人"처럼 갈라집니다. 이 사이에서 취합니다.
[경맥] : 족태양방광경(足太陽膀胱經).
[주치] : 좌골신경통, 소아마비 후유증, 요통, 탈항, 치질.
[수법] : 한 손가락으로 누릅니다.

(62) 위중(委中)

[취혈] : 오금의 중앙에서 찾습니다.
[경맥] : 족태양방광경(足太陽膀胱經).
[주치] : 좌골신경통, 급성요통, 하체의 마비, 발열.
[수법] : 엄지의 지문부로 누르거나 움켜줍니다.

경맥(經脈)	주치(主治)	치료 공통점
手太陰肺經	폐와 인후의 질병	흉부(胸部)
手厥陰心包經	심장·혈관·정신질환	
手少陰心經		
手陽明大腸經	앞머리, 코, 입의 질환	머리, 안질환, 열병(熱病)
手少陽三焦經	옆머리, 옆구리의 질병	
手太陽小腸經	뒷머리, 어깨의 질병	
足太陰脾經	소화기, 비뇨생식기 질병	비뇨생식기계 질병
足厥陰肝經	비뇨생식기, 간담, 안면부 질병	
足少陰腎經	비뇨생식기, 호흡기 질병	
足陽明胃經	앞머리, 얼굴, 인후, 위, 장질환	간 담 질 환, 위·장질환, 신경통
足少陽膽經	옆머리, 귀, 늑간, 간담질환	
足太陽膀胱經	머리, 등, 허리, 목, 골반질환	

제3장 증상과 치료

지압요법으로 치료할 수 있는 질병의 종류와 구체적인 치료법을 알아봅니다.
중국 지압 퇴나요법의 임상 시술법에 관해서도 공부합니다. 구체적인 병증(病症)과 치료원칙도 배웁니다.

지압의 임상 응용

지압요법은 여러 기술을 종합하여 특정 경혈에 일정한 자극을 가해 침술과 기타의 경락치료법과 동일한 치료 효과를 냅니다.

지압요법을 시술하려면 많은 체력이 소모됩니다. 또 힘이 있고 기력이 왕성한 사람이 치료해야 일정한 치료효과를 얻을 수 있습니다. 시술자는 바른 정신과 육체를 유지해야 합니다. 또 자신이 시술한 환자의 변화에 관해서는 끝까지 책임질 수 있는 마음의 자세도 요구됩니다. 그리고 꾸준한 임상 관찰과 기록을 생활화해야 합니다.

질병과 투쟁하고 있는 환자에게 용기와 희망을 줄 수 있도록 성의 있는 실천을 해야 합니다.

(1) 지압요법의 시술

지압요법을 장시간 시술하면 효과가 좋고 짧은 시간 시술하면 효과가 없거나 그런 것이 아닙니다. 어느 정도의 강도로 어느 정도의 시간을 시술해야 하는 가는 매우 중요한 사항입니다. 일반적으로 어떤 수법을 어떤 부위에 얼마나 긴 시간 동안 시술할 것인가는 시술자의 임상 경험에 따르게 됩니다.

질병의 종류와 환자의 상태를 정확히 판단하여 시술 시간을 결정하며, 외과 질환에서는 X선 촬영이나 MRI 등의 자료를 참고합니다. 내과 질환에서는 혈압과 혈당 등을 기록합니다.

1회의 시술 시간은 15~20분 미만으로 하고, 한 경혈에는

200~300회를 시술 한도로 봅니다.

(2) 지압요법의 강도

치료를 시작할 때는 가볍게 시작하고 점차 강도를 늘여 나 갑니다. 환자의 시술에 대한 적응 상태를 관찰하여 부작용이 발생하면 즉시 시술을 중지합니다. 일정 혈위를 손끝으로 찌르거나(点), 고정강도로 누르면(按) 환자에게는 득기감(得氣感)이 나타납니다. 이는 꼭 기가 느껴진다기보다 혈류량의 변화에 의한 느낌이지만 치료과정에서는 중요한 것입니다.

침술을 시술할 때와 같이 저리고 팽창되는 느낌이 나타나거나, 열감이 나타나기도 합니다. 시술자는 어느 정도의 강도에 의해 환자가 이런 감각을 감지하는지 유심히 관찰해야 합니다. 진동의 강도를 높이거나 문지르고(揉), 미는(推) 기법의 배합 여부는 상대의 반응에 따라 결정합니다.

머리나 등 부위를 지압할때는 기분 좋을 정도의 약한 강도를 유지하고 약간의 열감을 느낄 수 있는 정도가 좋습니다. 등이 매우 튼튼한 곳이라 생각하여 발로 밟고, 무릎이나 팔꿈치로 누르고, 주먹으로 두드리고, 통증이 심해 비명을 지를 때까지 지압하는 행위는 자신이 돌팔이라는 것을 보여주는 야만적인 행동입니다.

치료의 원칙에 근거하여 보(補) 사(瀉)를 잘 구현하는 것이 의자(医者)의 기본자세입니다.

(3) 지압의 주의사항

환자 한사람 한사람에게는 제각기 자신만의 특성이 있는 체질과 질병 상태를 보입니다. 같은 종류의 질병이라 해도 환자가 나타내는 병증은 서로 다릅니다. 또 시술에 임하기 전에 여러 가지 증상을 관찰하여 시술이 질병치료에 방해가 되는 우를 범하지 않도록 합니다.

① 열이 심한 환자라면 치료 전에 질병의 원인과 발열의 원인을 찾아내야 합니다. 지속적인 고열이 계속되면 지압요법을 시술하지 않도록 합니다. 지압은 누르고 주무르는 동작이 많아 체열을 올립니다.
② 시술 전에 환자에게 어떤 자세를 취하도록 하여 시술에 임할 것인지를 생각해보고 환자에게 적당한 자세를 유지시키기 위한 근육의 이완 운동을 시킵니다.
③ 시술자 자신은 어떤 자세를 취할 것인지, 자신이 어떤 위치에서 어떤 힘을 가할 수 있는 지도 염두에 둡니다. 서 있는 환자를 시술한다면 자신도 서서 시술하고 환자가 앉으면 자신도 앉아 시술하는 것이 보편적인 시술 자세입니다. 그러나 환자의 시술 부위의 높이를 조절할 때는 환자에게 낮춰라 높여라 하지말고, 자신이 궁보(弓步)나 마보(馬步)를 취하며 높이를 조절해야 합니다.
④ 지압을 시술하기 전에 의식을 집중하고, 호흡을 조절하여 치료에 임하고 환부에 손상을 주지 않도록 세심한 배려를 합니다.
⑤ 시술자는 항상 따뜻한 체온을 유지하도록 주의를 기울입니다. 청결과 위생에도 주의합니다.
⑥ 매회의 시술 때마다 또 다시 세밀한 진단을 하도록 합니다. 질병상태의 변화도 관찰합니다. 언제나 신중한 자세로 시술에 임합니다.

⑦ 지압요법의 시술은 순서에 따라 진행합니다. 여기 저기 두서 없이 시술하지 않도록 주의합니다. 질병 부위로부터 먼 곳에서 시작하여 가까운 곳으로 이동합니다. 일정한 수법 동작을 유지합니다.
⑧ 환자가 배가 부르거나 너무 배가 고픈 상태라면 시술하지 않는 것이 좋습니다. 일반적인 시술로는 식사 전 30분, 식후 1시간 30분 이내에 실행하지 않는 것이 바람직합니다.

지압요법은 피부에 직접 접촉하므로 마찰이 생기거나 피부 손상이 생길 수도 있습니다. 윤활성을 증가시키기 위해 약물을 사용할 수 있습니다. 분말이나 액체로 되어 있는 맛사지용 재료를 사용하거나 자신이 직접 약재를 만들어 사용한다면 더욱 좋은 효과를 얻을 수 있습니다. 동남아에서는 박하 오일을 섞은 재료들로 운동신경계의 치료를 돕습니다. 생강즙을 사용하여 피부를 보호하고 열감을 증가시키기도 합니다. 냉수에 알콜을 섞어 사용하면 열감을 식힐 수도 있습니다. 옛적에는 달걀의 흰자위를 사용하여 가슴과 배를 시술했다고도 합니다. 피부에 많은 땀이 있는 사람은 송화분(松花粉)이나 활석분(滑石粉)을 이용했다 합니다.

풍한(風寒)과 류마티스성 질환에는 술을 사용하기도 하는데 경우에 따라서는 약재술을 이용하여 약물치료를 병용하기도 합니다. 약재로는 유향(乳香), 몰약(沒藥), 혈갈(血竭), 목향(木香), 빙편(氷片), 홍화(紅花), 천오(川烏), 당귀(當歸), 도인(桃仁), 생감초, 생강, 마황(麻黃), 계지(桂枝), 방풍(防風), 강활(羌活) 등이 많이 쓰입니다. 40도 이상의 술에 2주 이상

담아 둡니다. 반드시 필요한 것은 아니므로 참고 사항 정도로 알아둡니다.

(4) 지압과 기타 치료법의 배합

질병을 치료하는 방법은 얼마나 많은 종류가 있는지 셀 수 없을 정도로 많습니다. 치료를 위해서는 어떤 특정된 방법만이 좋다고 고집할 필요는 없습니다. 수술이 필요하다고 판단되면 수술을 하고, 침이나 뜸이 필요하다고 판단되면 침이나 뜸으로 시술합니다. 어떤 방법이 자신의 취향에 맞지 않는다고 해도 환자의 질병이 빨리 치유될 수 있다면 환자에게는 좋은 일일 것입니다.

지압은 만병통치의 수단도 아니며, 장난삼아 맛사지를 하는 정도의 시술법도 아닙니다. 지압은 등과 허리의 통증과 관절염이나 신경통, 근육통 등에 주로 활용됩니다. 치질이나 피부병, 종기 등의 질병을 지압요법만으로 치료한다는 것은 사실상 거의 불가능합니다.

지압은 고대의 도인이나 의료체조 등의 영향을 받아 형성된 치료법이라고 생각할 수도 있습니다. 스스로의 운동요법과 기공체조, 태극권의 수련, 팔괘장의 수련은 치료에 많은 도움을 줍니다.

외부의 충격으로 상처를 입거나 내상을 입으면 약물을 사용하여 찜질을 하고 지압과 퇴나요법으로 치료합니다. 찜질은 7~10분 정도로 하루에 2회 정도 찜질합니다. 찜질과 지압을 병행한다면 지압을 먼저 시술하고 찜질은 지압 시술이 끝난 뒤 실행합니다.

환자의 피하나 내장기관에 종양이 있거나 뼈에 골절이 있다면 시술하지 말고 외과의와 상의합니다. 암이나 종양환자, 골다공증, 백혈병, 피부질환이 심한 환자에게 시술하지 않는 것을 원칙으로 삼습니다. 지압으로 치료효과를 얻을 수 없을 때는 침이나 뜸을 사용하여 치료합니다.

환자의 환부에 침을 꽂아 두는 유침법을 시술하면 효과를 거의 얻을 수 없습니다. 보사법으로 시술합니다. 침술은 비과학적인 시술법이라고 믿는 사람도 많습니다. 사실상 비과학적이고 비현실적인 치료법도 있고, 전혀 근거를 찾을 수 없는 치료혈도 존재합니다. 그러나 수술로도 고치지 못한 통증이나 중풍 후유증을 순식간에 치료한 실례도 많습니다. 시술자의 능력이나 노력 여하에 따라 침이나 뜸은 효과가 있는 명의의 처방이 될 수도 있고, 쓸데없이 여기저기 찌르는 멍청한 짓이 될 수도 있습니다.

뜸을 사용할 때는 간접뜸을 사용하여 피부에 상처를 내지 않는 것이 좋습니다. 간접뜸이나 직접뜸의 효과는 같습니다.

치료하기 어려운 종기가 있을 때 직접뜸을 시술하면 종기를 소멸시킬 수도 있습니다. 필자 개인의 견해로는 여기저기 뜸을 뜨는 것은 별 도움이 되지 않는다고 봅니다. 이는 중의(中醫)의 이론에 근거한 견해입니다.

지압 시술이나 침, 뜸, 약물, 외과수술, 주사제의 사용, 찜질 등 여러 방법을 혼용하거나 하나의 방법을 선택하는 것은 시술자의 결정일 뿐입니다. 어떤 방법만이 옳다는 것은 잘못된 생각입니다. 좀더 많은 공부를 한다면 여러 치료법의 효능을 인정해 줄 수 있는 아량(?)이 생길 것입니다.

증상과 치료의 실제

지압요법으로 치료할 수 있는 병
증과 그 치료법에 관해 상세히
알아봅니다.
실제적인 치료요령을 배웁니다.

지압요법은 경혈을 누르거나 일정한 자극법을 사용하여 치료를 하는 방법의 통칭입니다.

지압요법을 시술하기 위해서는 제일 먼저 경락학에 관한 충분한 지식을 쌓아야합니다. 경락학에 일정 지식이 없으면 질병을 진단할 수도 없습니다. 진맥도 못하는 놈이 침통 흔든다는 말이 전해지듯이, 돌팔이가 되지 않으려면 엄청난 시간과 땀을 투자해야 겨우 감을 잡을 수 있는 것이 중의(中医)의 기초 이론입니다.

우리는 여기서 병세를 판단하는 방법과 치료 원칙을 알아볼 것입니다. 그러나 이것은 일례에 불과한 것이며, 반드시 이렇게 해야 한다는 독단적인 규율이 아니라는 것도 이해 바랍니다. 이런 기본 이론을 바탕으로 스스로의 연구 깊이를 더해 나가기 바랍니다. 여기 소개하는 내용은 필자가 중국에서 공부할 때의 자료에서 선별한 내용입니다.

(1) 감기

감기는 동양의학에서는 감모(感冒)라 합니다. 감기의 원인은 명확하지 않습니다. 바이러스나 병원균의 감염에 의한 경우도 있고, 자율신경계의 이상으로 감기와 같이 기침과 가래가 있는 예도 있습니다.

감기의 치료는 경혈에서 풍(風) 자(字)가 포함된 경혈을 먼저 택합니다. 풍부라거나 풍문, 풍지 등이 그런 경혈입니다.

감기 치료혈에 직접 지압을 하거나 헤어 드라이어 등으로 열풍을 내어 뜸을 뜨거나 찜질을 하는 효과를 얻기도 합니다. 감기 치료에는 폐수(肺兪), 간수(肝兪), 중부(中府), 중완(中脘), 공최(孔最) 등을 주로 취혈합니다.

풍지(風池)와 간수(肝兪)는 혈액 순환을 돕고, 자율신경 기능의 이상을 정상화시키는 효력이 있으며, 풍문(風門) 역시 자율신경계의 조절에 영향을 줍니다.

지압에서는 감기의 원인을 풍한(風寒), 풍열(風熱), 폐 기능의 이상 등의 영향으로 보고 치료합니다.

① 풍한(風寒) 감기

[증상] : 발열과 오한이 있고, 땀은 적으나 두통이 심합니다. 콧물이 많이 흐르고 재채기를 많이 하며, 몸살 증세처럼 전신에 통증이 옵니다. 기침보다 가래가 심하며 가래에 엷은 흰색의 태(苔)가 낍니다. 부맥(浮脈).

[치료] : 소풍(疎風)과 산한(散寒)을 치료의 법칙으로 삼습니다. 독맥(督脈)과 태양(太陽), 소양(少陽)의 경락에서 취혈하고, 침으로 치료를 할 때는 사법(瀉法)으로 시술합니다. 뜸을 뜰 수 있습니다.

[취혈] : 풍문(風門) - 족태양방광경(足太陽膀胱經)
　　　　풍부(風府) - 독맥(督脈)
　　　　풍지(風池) - 족소양담경(足少陽膽經)

열결(列缺) - 수태음폐경(手太陰肺經)
합곡(合谷) - 수양명대장경(手陽明大腸經)

풍문(風門), 풍부(風府), 풍지(風池) 등은 풍(風)을 소산시키고 두통을 멈추게 합니다. 수태음폐경의 열결은 두통 치료에 사용되는 혈입니다. 또 코막힘을 풀어주는 효력이 있습니다.
합곡(合谷)은 수양명대장경의 원혈(原穴)인데, 사(邪)를 몰고 해표(解表) 작용을 합니다.

② 풍열(風熱) 감기

[증상] : 열이 나고 약간의 땀이 흐릅니다. 머리가 심하게 아프다고 호소하며, 입술이 말라 갈라집니다. 기침과 가래가 있고 목의 통증도 따릅니다. 혀에 황색의 태가 보이며 부맥(浮脈)이 됩니다.
[치료] : 풍(風)과 열(熱)을 내리기 위해 독맥(督脈)과 소양경(少陽經)에서 취혈합니다. 침술에서는 사법(瀉法)으로 시술합니다. 또는 삼릉침(三稜針)으로 점자(点刺)하여 출혈시킵니다.
[취혈] : 대추(大椎) - 독맥(督脈)
풍지(風池) - 족소양담경(足少陽膽經)
외관(外關) - 수소양삼초경(手少陽三焦經)
곡지(曲池) - 수양명대장경(手陽明大腸經)

코가 막히면 수양명대장경(手陽明大腸經)의 영향(迎香)을 더하고, 두통이 심하다면 기혈(奇穴)의 태양(太陽)을 추가 합

제3장 증상과 치료   85

니다. 열이 심하고 목이 아프면 수태음폐경(手太陰肺經)의 소상(少商)을 추가하고 점자(点刺)하여 출혈(出血)시킵니다.
 대추(大椎)는 양(陽)이 모이는 곳이며, 소양(少陽)의 외관(外關)과 배혈(配穴)하여 고열을 내리는 작용을 합니다. 두통을 없애고 눈의 충혈을 제거합니다.

 풍지(風池)와 곡지(曲池)는 풍(風)을 제거하는 혈이며 영향(迎香)을 추가하면 코막힘을 제거할 수 있습니다. 태양(太陽)은 두통 치료의 특효혈로 쓰입니다. 폐경(肺經)에 속하는 소상(少商)을 점자(点刺)하여 출혈시키면 열을 빠르게 내릴 수 있습니다.
 감기에 자주 걸리는 사람은 몇 번의 단식요법을 시도하거나 뜸으로 치료합니다. 감기에 자주 걸리는 사람이 뜸을 뜰 수 있는 곳은 족태양방광경(足太陽膀胱經)의 풍문(風門), 족양명위경(足陽明胃經)의 족삼리(足三里) 등입니다. 이 두 혈은 감기를 예방하는 효과가 탁월합니다.
 감기는 상부 호흡기도의 감염이나 기능의 약화현상이라고 볼 수도 있습니다. 이 감기는 흔히 말하는 상풍(傷風), 풍사(風邪)를 말하며, 바이러스나 인플루앤자 등의 전염성감기와 구분하여 치료합니다.
 감기의 증상을 임상적으로 구분하면 코가 막히고 콧물이 흐르거나 기침과 재채기를 첫 증세로 봅니다. 유행성 독감이 감염되었다면 하루 이상의 잠복기를 거친 후 병세가 나타나기 시작합니다. 전염성 감기는 대체로 인후가 마르며 재채기와 코막힘이 있으나 전신에 힘이 없고 오한이 듭니다.
 기타 증상으로는 고혈과 두통이 있으나 유행성 독감의 특징으로 헛배부름과 변비 등이 수반됩니다. 이틀 정도 지나면 콧물이 누렇게 변하고 인후와 기관지까지 감염되어 목소리가 변하며, 기침을 할 때 가슴에 심한 통증이 나타납니다. 기관지염이나 중이염, 폐렴 등으로 진행되기도 하지만 대부분 7일 정도 경과하면 저절로 치유되는 일이 많습니다.

지압 요법으로 치료할 때는 발산해표(發散解表)를 원칙으로 하여 안(按), 유(揉), 나(拿), 퇴(推) 등의 수법을 배합하여 시술합니다. 대부분 환자를 편히 앉히고 시술자가 측면에 섭니다. 엄지와 둘째손가락으로 풍지(風池)혈을 나법(拿法)으로 움켜쥡니다. 10회 정도의 나법을 시술하고 서서히 아래로 이동하며 목 양쪽의 근육을 나법으로 쥡니다. 아래위로 10회 정도를 반복하고, 앞머리에서 뒷머리까지 다섯 손가락의 지문부로 8회 정도를 누르며 움켜쥐듯 힘을 가합니다.

다시 시술자가 환자의 전방에 서서 이마의 양 측면을 1분 정도 문지릅니다. (分推). 앞이마와 코의 양옆을 8회 정도 문지르고 양손의 엄지 지문부로 태양(太陽)혈을 10초 정도 누릅니다. 또 찬죽(攢竹), 영향(迎香)혈도 30초 정도 안법(按法)으로 시술합니다.

대추(大椎)혈에서 명문(命門)혈까지 위아래로 문질러 열을 냅니다. 견정(肩井)혈을 10회 정도 나법(拿法)으로 움켜쥐고 목 주위를 가볍게 문지르며 치료를 마칩니다.

(2) 기침, 가래, 기관지 천식

이 질병은 외감(外感)에 의한 경우와 내상(內傷)에 의한 경우로 나눌 수 있습니다. 내상(內傷)의 경우는 음허(陰虛)에 의해 폐 기능이 조급해진 경우가 대부분입니다. 혹은 비(脾)

기능의 이상으로 담(痰)이 생긴 경우도 있습니다. 천식은 기천(氣喘)이라 하는데 지기관효천(支氣管哮喘)이라고도 합니다. 천식은 치료가 어려운 질병의 하나이며 실증(實證)과 허증(虛症)을 구분하여 치료합니다.

외감(外感)과 풍한(風寒)이나 담열(痰熱)이 폐경(肺經)에 침투하여 폐기가 허약해지며, 신기부족(腎氣不足)에 의해 정력이 약해지며 숨을 들이쉬지 못하는 증세가 됩니다. 폐는 기를 다스리는 구실을 하므로 폐 기능이 약해지면 납기(納氣)와 운기(運氣)가 부실하여 저절로 정력이 약해집니다. 지나친 흡연과 약물의 과용이 폐를 약화시키며 중추신경계의 기능을 무너뜨려 전신 무력감으로 발전됩니다. 하루에 최저 10분 정도의 규칙적인 운동도 천식의 예방에 도움이 됩니다.

① **외감(外感)**

[증상] : 풍열(風熱)에 의한 경우는 기침과 가래가 심하며 가래에 황색을 띱니다. 몸 전체에 열이 오르고 두통이 있습니다. 입이 마르며 인후에 통증이 있고 맥이 뜹니다.(數脈). 풍한(風寒)에 의한 경우는 기침, 가래가 있고 담에 흰색을 띱니다. 두통과 고열과 오한이 있으나 땀이 흐르지 않습니다. 혀에 백색의 태가 끼고 맥이 뜹니다. (浮脈)

[치료] : 폐기(肺氣)를 양성하여 기침을 멎게 합니다. 수태음(手太陰)과 수양명(手陽明)에서 취혈을 합니다. 침술에서는 사법(瀉法)을 씁니다. 풍한(風寒)에 의한 증상에는 뜸을 뜨면 효과를 높일 수 있습니다.

[취혈] : 폐수(肺兪) - 족태양방광경(足太陽膀胱經)
　　　　 태연(太淵) - 수태음폐경(手太陰肺經)
　　　　 열결(列缺) - 수태음폐경(手太陰肺經)
　　　　 합곡(合谷) - 수양명대장경(手陽明大腸經)
　　　　 척택(尺澤) - 수태음폐경(手太陰肺經)
　　　　 풍륭(風隆) - 족양명위경(足陽明胃經)

　수태음(手太陰)과 수양명(手陽明)은 표리(表裏)관계에 있습니다. 열결(列缺)과 합곡을 더하여 표리(表裏), 원락(原絡)의 배혈을 합니다. 여기에 폐수(肺兪)를 추가하여 폐의 해표(解表)를 돕게 됩니다.
　척택(尺澤)과 태연(太淵)은 폐렴을 없애고 폐 기능을 강화시켜 기침을 멈추게 합니다.
　풍륭(風隆)은 담(痰)을 없애는 요혈(要穴)입니다.

② 내상(內傷)

[증상] : 담(痰)이 폐에 차서 기침을 할 때 소리가 나며, 기침 소리가 탁하게 들립니다. 가슴이 심하게 아프며 백색의 태가 끼고 맥이 매끄럽습니다. 폐(肺)와 위(胃)의 음허(陰虛)로 질병이 생긴 경우는 가래가 적고, 마른기침을 하며, 얼굴이 붉어지고 목에 통증이 옵니다. 피가 섞인 가래가 나올 수 있으며 혀가 붉게 충혈 되고 엷은 태가 낍니다. 맥이 허하고 빠릅니다.
[치료] : 폐를 튼튼히 해서 담을 없애며, 영양을 충분히 공급

하여 폐와 신(腎)의 음기(陰氣)를 강화합니다. 수태음(手太陰)과 임맥(任脈)에서 취혈합니다. 침술로 시술할 때 폐에 담이 차서 나타난 병증에는 사법(瀉法)을 쓰고, 폐와 위의 음허(陰虛)에 의한 병증이라면 보법(補法)을 씁니다.

뜸을 뜰 수 있습니다.

[취혈] : 폐수(肺兪) - 족태양방광경(足太陽膀胱經)
중부(中府) - 수태음폐경(手太陰肺經)
천돌(穿突) - 임맥(任脈)
전중(膻中) - 임맥(任脈)
풍륭(風隆) - 족양명위경(足陽明胃經)
열결(列缺) - 수태음폐경(手太陰肺經)
태계(太溪) - 족소음신경(足少陰腎經)

폐수(肺兪)와 중부(中府)를 취하여 수(兪)·모(募) 배혈법으로 폐 기능을 조절할 수 있습니다. 열결(列缺)과 태계(太溪)혈은 모두 음기(陰氣)를 강화하여 열을 내립니다.

천돌(穿突)과 전중(膻中)은 폐와 기관지 부근에서 취혈하여 폐 기운의 순환을 돕고, 풍륭(風隆)을 취혈하여 담을 제거합니다.

③ 실증(實症)의 풍한(風寒), 외사(外邪)에 의한 천식

[증상] : 큰소리의 기침을 하며 숨이 차고 오한이 듭니다. 열은 많으나 땀이 적게 납니다. 혀에 엷은 백태가 끼고 맥이 뜹니다.(浮脈)

[치료] : 풍한(風寒)을 소산(疏散)시켜 호흡을 고릅니다. 수태
음(手太陰)과 양명(陽明) 경맥에서 취혈하고 침으로
는 사법으로 시술합니다. 뜸으로 치료할 수 있습니
다.
[취혈] : 폐수(肺兪) - 수태양방광경(手太陽膀胱經)
    열결(列缺) - 수태음폐경(手太陰肺經)
    합곡(合谷) - 수양명대장경(手陽明大腸經)

폐수(肺兪)는 폐 기운을 도와 호흡을 조정합니다. 열결(列缺)과 합곡(合谷)을 취해 풍한(風寒)을 몰아냅니다.

④ 실증(實症) 담열(痰熱)의 천식

[증상] : 호흡이 가쁘고 숨소리가 높으며 가슴의 답답함을
호소합니다. 누런 가래가 있고 혀에 누런 태가 낍니
다. 맥이 매끄럽고 빠릅니다.
[치료] : 담을 없애 숨가쁨을 없앱니다. 수태음(手太陰), 임맥
(任脈), 족양명(足陽明)에서 취혈합니다. 침술에서는
사법(瀉法)을 씁니다.
[취혈] : 풍륭(風隆) - 족양명위경(足陽明胃經)
    천돌(天突) - 임맥(任脈)
    척택(尺澤) - 수태음폐경(手太陰肺經)
    정천(定喘) - 기혈(奇穴)

정천(定喘)은 대추(大椎) 옆 0.5촌(寸)에서 취혈하며 기침과

천식의 치료와 낙침(落枕), 어깨나 등의 통증 치료에 배혈할 수 있습니다. 침을 시술할 때 직자(直刺)로 1촌(寸)정도 찌릅니다. 뜸을 뜰 수 있는 경혈입니다.

풍륭(風隆)과 천돌(天突)은 기(氣)의 흐름을 돕고 담(痰)을 없앱니다. 척택은 폐경의 합혈(合穴)이므로 폐의 열을 발산시키고 천식을 진정시킬 수 있습니다.

정천혈을 잘 다스리면 천식의 급성 증세를 가라앉힐 수 있습니다. 급성의 천식 발작에는 대추혈 부근을 따뜻하게 찜질합니다.

⑤ 신(腎) 폐(肺) 허증(虛症)의 천식

[증상] : 몸이 허약하고 체력이 없으며 호흡이 짧고 급합니다. 움직이기만 하면 색색거리는 소리가 나는 기침을 합니다. 몸과 팔다리가 차고 시리며 엷은 태가 끼고 맥이 아주 가늘고 약합니다.

[치료] : 폐(肺)를 보(補)하고 신기(腎氣)를 돋워 허증을 없앱니다. 수태음(手太陰), 족양명(足陽明), 임맥(任脈)과 배수혈(背兪穴)에서 취혈합니다. 침을 사용하면 보법으로 시술합니다. 뜸을 뜰 수 있습니다.

[취혈] : 폐수(肺兪) - 족태양방광경(足太陽膀胱經)

　　　　신수(腎兪) - 족태양방광경(足太陽膀胱經)

　　　　태연(太淵) - 수태음폐경(手太陰肺經)

　　　　족삼리(足三里) - 족양명위경(足陽明胃經)

　　　　전중(膻中) - 임맥(任脈)

　　　　태계(太溪) - 족소음신경(足少陰腎經)

폐수와 신수, 태연, 태계는 폐 기운을 보(補)하며, 신기(腎氣)를 키워 호흡을 원활하게 해주며 천식을 멈춥니다. 천식은 대부분 효천(哮喘)이라 하는데 기도(氣道) 과민성 질병의 일종입니다. 기도가 굳어지거나 좁아지며 내쉬는 숨에서 소리가 납니다.

호흡곤란이 시작되면 몇 분, 몇 시간 지속되는 경우도 있습니다. 시간이 지나면 저절로 정지되기도 하며 급성 발작으로 기도가 막히면 다른 합병증과 함께 생명을 위협하게 됩니다.

대다수 환자는 12세 이전에 발병되어 거의 평생동안 고생하게됩니다. 성인 남녀가 갑자기 천식 환자가 되는 일은 거의 없습니다. 자신의 가계에 천식의 유전적 소인이 있다면 약 20% 정도 유전된다고 알려져 있습니다.

어린이의 천식과 어른의 천식은 서로 다른 치료법을 적용합니다. 천식 환자는 기관지와 폐 기능이 약하고 과민 반응을 보이므로 함부로 약물을 투여하면 안됩니다.

천식 증세가 시작되려면 코가 가렵고 콧물이 흐르거나 재채기를 합니다. 숨소리가 조급해지며 호흡 곤란으로 고통 받게 됩니다.

발작을 시작하면 대다수의 천식환자는 앉아 일어서지 못하고 지속적인 호흡곤란을 일으킵니다. 증세가 심하면 입술이 보라색으로 변합니다. 심장에 부담이 가고 현기증을 느낍니다. 발작이 정지하려면 대부분 많은 양의 묽은 가래를 토하게 됩니다. 숨가쁨이 줄어들어 천식의 증세가 정지하면 발작 전의 상태로 회복되어 호흡이 자유로워집니다.

호흡기 감염증을 치료하지 않고 오래두어 나타나는 천식과 비슷한 증상은 천식보다 그 증세가 심하며 치료도 어렵습니다. 지압요법으로 치료할 때는 풍지(風池), 대추(大椎), 폐수(肺兪), 신수(腎兪), 명문(命門), 전중(膻中), 중부(中府), 운문(雲門), 천돌(天突), 풍륭(風隆), 족삼리(足三里) 등의 혈을 안(按), 유(揉), 퇴(推), 나(拿), 마(摩)의 기법으로 시술합니다.

천식의 발작이 시작되면 환자를 낮은 자세로 앉히고 풍지(風池)를 10회 정도 나법(拿法)으로 움켜줍니다. 엄지로 폐수(肺兪)를 눌러 문지릅니다. 좌우의 폐수(肺兪)혈을 5분 정도 지속하여 시술합니다. 전중(膻中)과 중부(中府), 운문(雲門)을 2분 정도씩 눌러 밉니다.

대추(大椎)혈 부분을 2분 정도 손바닥으로 비벼줍니다. 가슴 부위도 2분 정도 지속적으로 문지릅니다.

가래가 많은 사람은 엄지의 지문 부로 풍륭(風隆)과 족삼리혈(足三里)혈을 2분 정도 누릅니다. 기침이 심하면 천돌(天突)혈을 가운데 손가락으로 2분 정도 가볍게 누릅니다.

발작이 잠시 가라앉으면 명문(命門)과 신수(腎兪)를 2분 정도씩 문지릅니다. 그 후 척추의 위에서 아래로 방광경을 따라 손바닥으로 마찰하여 열을 냅니다.

특히 천식 환자는 천식을 일으키는 음식이나 자극을 유도하는 환경을 피해 과민성 반응이 일어나지 않도록 주의해야 합니다. 천식의 발작과 알레르기 반응으로 일어나는 기침은 구분해야 합니다. 천식환자는 대부분 체력이 약하여 저항력이 줄어들므로 체력을 증강시킬 수 있는 체육활동이 필요합니다.

평소에 족태양방광경(足太陽膀胱經)의 풍문(風門)과 족양명위경(足陽明胃經)의 족삼리(足三里)혈을 택하여 간접 뜸법으로 매일 뜸을 뜨면 발작을 예방하는 효과를 얻을 수 있습니다. 체력이 허락하면 몇 번의 단식을 시도해도 좋을 것입니다.

(3) 뇌혈관 이상의 중풍(中風)

 이 질병은 치료가 극히 어려우며 후유증도 심합니다. 초기에 치료하지 못하면 평생동안 불구의 신체가 됩니다. 음과 양의 평형이 깨지고 경락의 기능이 무너져 장부의 기혈이 조화를 이루지 못하면 쉽게 이런 질병을 얻게 됩니다.
 중풍의 예후로는 감정에 치우친 행동을 자주 보이며 화를 내고 간 기능에 이상을 보입니다. 몸을 움직일 때마다 떨림을 느낄 수 있습니다. 혈압이나 혈관에 이상이 나타납니다. 술과 고기를 좋아하는 환자는 담열(痰熱)에 의해 중풍으로 발전되는 증세를 보입니다. 증세가 심하거나 심하지 않은 정도로 중풍의 진행정도를 판단할 수는 없습니다.
 중풍이라고 생각되는 증세를 보이면 지체 없이 뇌혈관의 이상을 점검해야 합니다. 주로 X선 촬영이나 MRI촬영으로 혈관의 이상유무를 판별합니다.
 뇌혈관에 출혈현상이 나타나면 가능한 한 빠른 시간 내에 외과적 처치를 해야 합니다. 시간을 놓치면 신체의 일부가 마비되는 증세를 보입니다. 이런 증세가 나타나면 정상적인 신체로 회복되지 못합니다.

① 경락 이상의 중풍(中風)

 [증상] : 비교적 증세가 약하게 나타납니다. 신체의 반을 사용하지 못하고 피부에 이상 반점이 나타납니다. 혀

가 굳어 말을 하지 못하게 됩니다 눈과 입이 비뚤어집니다. 입이 비뚤어지는 증세에서 입이 당겨 올라간 쪽이 정상이고 아래로 내려 처진 쪽이 병세가 나타난 곳입니다. 혀에 두꺼운 황태가 끼고 맥이 팽팽하고 매끄러우며 위로 뜹니다.

[치료] : 기혈의 순환이 원활하게 되도록 경락에 보법의 치료를 합니다. 수족삼양경(手足三陽經)의 혈에서 치료혈을 정합니다. 초기의 치료는 환부 쪽에서 시작합니다. 초기의 병세에는 사법(瀉法)을 쓰고 오래된 병에는 보법(補法)을 씁니다.

[취혈] : 팔에 이상이 있으면,

    견우(肩隅) - 수양명대장경(手陽明大腸經)
    곡지(曲池) - 수양명대장경(手陽明大腸經)
    외관(外關) - 수소양삼초경(手少陽三焦經)
    합곡(合谷) - 수양명대장경(手陽明大腸經)

다리에 이상이 있으면,

    환도(環跳) - 족소양담경(足少陽膽經)
    양릉천(陽陵泉) - 족소양담경(足少陽膽經)
    족삼리(足三里) - 족양명위경(足陽明胃經)
    곤륜(昆侖) - 족태양방광경(足太陽膀胱經)
    해계(解溪) - 족양명위경(足陽明胃經)

눈과 입이 비뚤어지면,

        지창(地倉) - 족양명위경(足陽明胃經)
        영향(迎香) - 수양명대장경(手陽明大腸經)
        협차(頰車) - 족양명위경(足陽明胃經)
        합곡(合谷) - 수양명대장경(手陽明大腸經)
        내정(內庭) - 족양명위경(足陽明胃經)
        태충(太冲) - 족궐음간경(足厥陰肝經)

양(陽)의 기운이 망가져 운동신경계에 이상이 나타난 것입니다. 이 질병의 근원은 양경(陽經)에 있습니다.

태충(太冲)은 간 기능을 보호하여 풍을 제거하고 입이 비뚤어진 증세를 완화시킵니다. 시술을 얼마나 잘 하느냐 아니면 제대로 해내지 못하느냐에 따라 증세를 제거하는 효능이 달라집니다.

② 장부(臟腑)의 중풍(中風)

질병이 깊어져 장부에까지 이르면 병세가 아주 심한 상태에 이른 것입니다. 폐증(閉症)과 탈증(脫症)으로 나누어 치료합니다.

폐증(閉症)

  [증상] : 갑자기 쓰러져 혼수상태가 되고 정신을 잃게 됩니다. 눈을 감고 뜨지 못하며 양손을 굳게 쥐고 펴지

않습니다. 이를 악물고 입을 열지 않으며 얼굴에 열이 오르고 귀가 빨갛게 됩니다. 가래가 심하고 숨을 헐떡입니다. 대변과 소변이 불통되며 혀가 붉게 충혈됩니다. 맥이 팽팽하고 매끄러우며 빠릅니다.
[치료]: 독맥(督脈)과 손의 12정혈(井穴)을 취혈하여 풍을 제거합니다. 침술로는 사법(瀉法)을 씁니다.
[취혈]: 인중(人中) - 독맥(督脈)
　　　　백회(百會) - 독맥(督脈)
　　　　용천(涌泉) - 족소음신경(足少陰腎經)
　　　　정혈(井穴) - 양손에서 모두 취혈합니다.
　　　　소상(少商) - 수태음폐경(手太陰閉經)
　　　　중충(中冲) - 수궐음심포경(手厥陰心包經)
　　　　소충(少冲) - 수소음신경(手少陰心經)
　　　　상양(商陽) - 수양명대장경(手陽明大腸經)
　　　　관충(關冲) - 수소양삼초경(手少陽三焦經)
　　　　소택(少澤) - 수태양소장경(手太陽小腸經)

이가 굳게 닫혀 열리지 않으면 협차(頰車), 하관(下關), 합곡(合谷)을 더합니다.
　가래가 많으면 풍륭(風隆), 천돌(天突)을 가합니다.
　혀가 굳어 말을 하지 못하면 아문(啞門)과 염천(廉泉), 통리(通里)를 취합니다.
　인중(人中), 백회(百會)는 독맥(督脈)의 경기(經氣)를 조절하여 뇌 기능을 일깨우며, 용천(涌泉)은 머리의 열이 아래로 내려가게 합니다. 12정혈을 점자(点刺)하여 내풍(內風)을 제거합니다.

탈증(脫症)

[증상] : 정신을 잃고 쓰러져 양팔을 벌리며 입을 다물지 못합니다. 눈을 뜨고 감지 않습니다. 얼굴이 창백하고 구슬같은 땀을 흘리며 큰소리로 코를 곱니다. 소변을 흘리며 혀가 하얗게 변합니다. 맥이 허약합니다.
[치료] : 양(陽)의 기운을 활발하게 해주고 기력을 돋울 치료를 합니다. 강장혈(强壯穴) 위주로 취혈하며 연속적인 간접 뜸을 시술합니다.
[취혈] : 기해(氣海) - 임맥(任脈)
　　　　관원(關元) - 임맥(任脈)
　　　　신궐(神闕) - 임맥(任脈) - 뜸을 뜨지 못합니다.

임맥(任脈)은 음맥(陰脈)의 바다(海)입니다. 원양(元陽)이 밖으로 흩어 질 때 음에서 양을 얻어 양기를 돋웁니다. 음양의 이론은 오행 팔괘의 이론을 따릅니다.
　폐증과 탈증을 구분할 수 없는 상태의 환자라면 먼저 인중에 침을 놓아 정신이 들게 하고, 다음 족삼리(足三里)를 택하여 기를 깨웁니다.

(4) 더위 먹음
　여름철에 흔히 발생하는 급성질환이며 장기간 더운 햇볕에서 활동할 때 생길 수 있습니다. 이 질병은 일사병과는 다른 것이며 경증과 중증으로 구분됩니다.

① 경증(輕症)

[증상] : 머리가 심하게 아프며 땀을 많이 흘립니다. 피부가
빨갛게 충혈 되며 가쁜 숨을 내쉽니다. 혀가 말라
갈증을 호소하며 혀에 백태가 낍니다. 맥은 위로 뜨
며 강하고 빠릅니다.
[치료] : 제일 먼저 체열을 식혀야 합니다. 독맥(督脈)과 수
궐음(手厥陰), 수양명(手陽明)에서 취혈합니다. 침술
로 치료할 때는 사법(瀉法)을 씁니다.
[취혈] : 대추(大椎) - 임맥(任脈)
곡지(曲池) - 수양명대장경(手陽明大腸經)
합곡(合谷) - 수양명대장경(手陽明大腸經)
내관(內關) - 수궐음심포경(手厥陰心包經)

대추(大椎)는 양이 모이는 경혈입니다. 곡지(曲池)와 합곡
(合谷)을 배합하며 양명(陽明)에서 취혈하여 열을 내립니다.
내관(內關)은 심화(心火)를 내리는 요혈(要穴)입니다.

② 중증(重症)

[증상] : 두통이 심하며 인후가 마르고 호흡이 빨라지며 가
슴이 답답합니다. 갑자기 쓰러지거나 현기증을 호소
하며 의식을 잃고 땀을 많이 흘립니다. 맥이 깊이
가라앉고 맥에 힘이 없습니다.
[치료] : 열을 내려 호흡기능을 회복시키는데 치료의 중점을
둡니다. 독맥과 수궐음(手厥陰)에서 취혈합니다. 침
술로 시술할 때는 사법(瀉法)을 씁니다. 점자(点刺)
를 해서 약간의 피를 내면 열을 내리는데 도움이

됩니다. 기가 허하고 음허(陰虛) 증세를 보이면 뜸을 뜰 수 있습니다.
[취혈] : 백회(百會) - 임맥(任脈)
인중(人中) - 임맥(任脈)
십선(十宣) - 기혈(奇穴)
곡택(曲澤) - 수궐음심포경(手厥陰心包經)
위중(委中) - 족태양방광경(足太陽膀胱經)

백회와 인중은 열을 내리게 하며 십선에 피를 내어 더위를 식힙니다. 십선은 열 손가락의 끝, 손톱 옆으로 0.1촌 거리에서 취합니다. 혼수상태와 더위, 열병, 소아의 경기, 간질, 손가락의 마비증세를 다스리는 데 활용됩니다.

곡택은 수궐음의 합혈(合穴)이며 위중은 족태양(足太陽)의 합혈입니다. 점자(点刺)하여 피를 내면 체열을 내릴 수 있습니다. 기와 음이 모두 허하다면 관원(關元)에 뜸을 뜹니다.

(5) 구토

토하는 원인은 여러 종류로 나뉩니다. 음식을 많이 먹었을 때 토할 수 있고, 찬 음식과 기름기가 많은 음식이 위에 정체되었을 때 토할 수 있습니다. 위기(胃氣)가 약하여 소화를 잘 시키지 못했을 때도 구토증을 일으킬 수 있습니다. 간 기능에 이상이 있을 때와 간담이 약해져 소화기능을 상실하게 되면 주로 새벽에 구토증세가 나타납니다. 비기(脾氣)가 허약하거나 담(痰)이 많을 때 또는 위염이 있을 때도 구토증세가 나타납니다. 뇌혈관에 이상이 생긴 경우나 내출혈에 의해서도 구토 증세가 나타납니다.

[증상] : 복부 팽창과 통증이 나타납니다. 구토를 할 때 신물이 나고 부패된 냄새가 납니다. 변비가 있고 혀에 두꺼운 태가 낍니다. 맥이 빠르고 강하게 뜁니다.
[치료] : 기의 흐름을 가속시켜 체를 내립니다. 족양명(足陽明)과 임맥(任脈)에서 취혈합니다. 침술에서는 사법(瀉法)을 씁니다.
[취혈] : 족삼리(足三里) - 족양명위경(足陽明胃經)
중완(中脘) - 임맥(任脈)
내관(內關) - 수궐음심포경(手厥陰心包經)
공손(公孫) - 족태음비경(足太陰脾經)
천추(天樞) - 족양명위경(足陽明胃經)

⑪ 간기능의 이상으로 위기능이 약화되었을 때

[증상] : 신물이 나는 구토증을 보입니다. 가슴과 배가 팽창되는 듯하며 열이 납니다. 혀에 엷은 태가 낍니다. 맥이 매끄럽게 뜁니다.
[치료] : 간 기능을 좋게 하기 위하여 족양명(足陽明)과 족궐음(足厥陰)에서 취혈합니다. 침으로 시술할 때는 사법(瀉法)을 씁니다.
[취혈] : 족삼리(足三里) - 족양명위경(足陽明胃經)
중완(中脘) - 임맥(任脈)
내관(內關) - 수궐음심포경(手厥陰心包經)
공손(公孫) - 족태음비경(足太陰脾經)
태충(太冲) - 족궐음간경(足厥陰肝經)

② 담(痰)으로 인한 구토

[증상] : 얼굴이 창백하고 누런빛을 띠며 음식을 적게 먹고 변에서 냄새가 심하게 납니다. 혀에 백태가 끼며 맥이 매끄럽게 뜁니다.
[치료] : 비위를 튼튼히 함을 치료의 목표로 합니다. 족양명(足陽明)과 족태음(足太陰)에서 취혈합니다. 침술로 시술할 때는 보법(補法)도 사법(瀉法)도 강하게 쓰지 않으며 평보(平補), 평사(平瀉)로 시술합니다. 뜸을 뜰 수 있습니다.
[취혈] : 족삼리(足三里) - 족양명위경(足陽明胃經)
　　　　중완(中脘) - 임맥(任脈)
　　　　내관(內關) - 수궐음심포경(手厥陰心包經)
　　　　공손(公孫) - 족태음비경(足太陰脾經)
　　　　비수(脾兪) - 족태음방광경(足太陰膀胱經)
　　　　풍륭(風隆) - 족양명위경(足陽明胃經)

족삼리(足三里)는 위경의 합혈(合穴)이며 중완(中脘)은 모혈(募穴)입니다. 서로 배합하여 구토증상을 완화시킬 수 있습니다. 내관(內關)과 공손(公孫)은 팔맥교회혈(八脈交會穴)이므로 가슴과 위의 기능 이상을 치료할 수 있습니다. 천추혈은 체한 것을 다스리는 요혈(要穴)이며, 태충(太冲)은 간 기능을 돕는 경혈입니다.

비수(脾兪)는 비(脾)와 위(胃)의 기능에 영향을 주는 경혈이며 풍륭(風隆)은 담습(痰濕)을 제거하는 경혈입니다.

(6) 헛구역질

실제로 토하지는 않고 심한 구역질을 하는 경우입니다. 음식조절이 잘못 되었거나, 간의 기능이 좋지 않게 된 경우와 위 기능에 이상이 생겼을 때 나타나는 징후입니다. 한사(寒邪)가 위를 침범하여 일어나는 증상이라고 봅니다. 심한 경우에는 웩 웩 소리가 그치지 않으며 스스로 자제할 수 없게 됩니다.

① 체(滯)했을 때

[증상] : 복통이 있고 헛배가 부르며 속이 매스꺼워 토하려 하지만 웩 웩 소리만 납니다. 몸을 제대로 가누지 못하며 헛구역질이 그치지 않습니다. 혀에 누런 태가 낍니다. 맥은 매끄럽고 강하게 뜁니다. 맥진을 하면 맥이 팽팽하게 느껴집니다.
[치료] : 체를 내리기 위하여 족양명(足陽明)과 임맥(任脈)에서 취혈합니다. 침술로 시술한다면 사법(瀉法)을 적용합니다.
[취혈] : 족삼리(足三里) - 족양명위경(足陽明胃經)
　　　　중완(中脘) - 임맥(任脈)
　　　　내관(內關) - 수궐음심포경(手厥陰心包經)
　　　　격수(膈兪) - 족태양방광경(足太陽膀胱經)
　　　　천돌(天突) - 임맥(任脈)
　　　　내정(內庭) - 족양명위경(足陽明胃經)

② 한사(寒邪)에 의한 헛구역질

[증상] : 구역질하는 소리가 낮게 가라앉아 있고 힘이 있으며 느린 증상을 보입니다. 몸을 따뜻하게 하면 증상이 다소 감소됩니다. 혀에 백태가 끼고 맥은 느리게 뜁니다.
[치료] : 위에 침범한 한기를 제거하는 것을 치료의 원칙으로 합니다. 족양명(足陽明)과 임맥(任脈)에서 취혈하며 침술로는 사법(瀉法)을 씁니다. 뜸의 효력을 볼 수 있습니다. 뜸을 뜰 경우에는 직접 뜨지 말고 쑥봉을 이용하여 간접 뜸을 뜹니다 .
[취혈] : 족삼리(足三里) - 족양명위경(足陽明胃經)
중완(中脘) - 임맥(任脈)
상완(上脘) - 임맥(任脈)
내관(內關) - 수궐음심포경(手厥陰心包經)

족삼리(足三里)와 중완(中脘) 그리고 내관(內關)은 위의 기능이 정상적으로 되돌릴 수 있도록 도와 줍니다. 격수(膈兪)와 천돌(天突)은 구역질을 가라앉히는 효력이 있습니다.
내정(內庭)은 체한 것을 제거하며 상완(上脘)에 뜸을 떠서 한기(寒氣)를 몰아냅니다.

(7) 위완통(胃脘痛)

음식조절을 잘못하였거나 비위의 기능이 약화되어 통증을 일으킵니다. 또는 정서적으로 불안정한 상태에서 심한 감정의 흥분으로 간기(肝氣)가 상하여 위의 기능도 손상되어 일어날 수 있는 통증입니다. 위가 허약하고 위하수 등의 위장질환이 있는 사람이 찬 음식을 섭취하면 통증을 일으킵니다.

① 체하여 나타나는 통증

[증상] : 상복부가 팽창되는 느낌을 받으며 배를 움켜쥘 정
도로 아픈 통증을 호소합니다. 입안에서 음식물이
부패된 듯한 악취가 납니다. 식욕을 느끼지 못하고
먹거나 마시면 통증이 심해집니다. 혀에 두꺼운 태
가 끼며 맥이 가라앉아 있습니다.
[치료] : 소화를 촉진시킬 수 있도록 족양명(足陽明)과 위경
에서 취혈합니다. 침술로는 사법(瀉法)으로 시술합
니다.
[취혈] : 족삼리(足三里) - 족양명위경(足陽明胃經)
중완(中脘) - 임맥(任脈)
내관(內關) - 수궐음심포경(手厥陰心包經)
내정(內庭) - 족양명위경(足陽明胃經)
장문(章門) - 족궐음간경(足厥陰肝經)

② 간기(肝氣)의 이상이 위를 침범한 증세

[증상] : 우울해하고 짜증을 잘 내며 사소한 일에도 화를 냅
니다. 상복부에 심한 통증이 있으며 옆구리의 통증
도 수반됩니다. 신물을 토하고 몸을 떠는 증세를 보
입니다. 평소보다 헛배부름이 심해집니다. 혀에 백
색의 엷은 태가 낍니다. 맥이 깊이 가라앉아 있으며
팽팽하게 진맥됩니다.
[치료] : 간 기능을 정상화시킨 뒤 위의 기능을 되살리도록
치료합니다. 족양명(足陽明)과 족궐음(足厥陰)경에서

취혈하며 침으로는 사법(瀉法)을 씁니다.
[취혈] : 족삼리(足三里) - 족양명위경(足陽明胃經)
중완(中脘) - 임맥(任脈)
내관(內關) - 수궐음심포경(手厥陰心包經)
기문(期門) - 족궐음간경(足厥陰肝經)
태충(太冲) - 족궐음간경(足厥陰肝經)

③ 위가 허하거나 한기에 의한 통증

[증상] : 상복부에 은근한 통증을 느끼며 묽은 물을 조금씩 자주 토합니다. 따뜻한 곳을 좋아하며 정신적으로 심한 피로를 느낍니다. 힘이 없어 눕기를 좋아합니다. 혀에 백색의 태가 낍니다. 진맥을 하면 맥이 가라앉아 있고 느리면서 연약한 힘이 느껴집니다.
[치료] : 비(脾)와 위(胃)의 기능을 보(補)합니다. 족양명(足陽明)과 배수혈 그리고 임맥(任脈)에서 취혈합니다. 침을 사용할 때는 보법(補法)을 쓰고 한기를 느끼면 뜸을 사용합니다.
[취혈] : 족삼리(足三里) - 족양명위경(足陽明胃經)
중완(中脘) - 임맥(任脈)
내관(內關) - 수궐음심포경(手厥陰心包經)
비수(脾兪) - 족태양방광경(足太陽膀胱經)
위수(胃兪) - 족태양방광경(足太陽膀胱經)
삼음교(三陰交) - 족태음비경(足太陰脾經)
기해(氣海) - 임맥(任脈)

족삼리(足三里)는 위경(胃經)의 합혈(合穴)이며 중완은 모혈(募穴)입니다. 이 두 혈을 취하여 위의 통증을 멈출 수 있습니다.
 내관(內關)은 음유맥(陰維脈)과 통하여 가슴을 편안하게 해주고 구토의 증세를 없애 줍니다. 장문(章門)과 내정(內庭)이 서로 배합되어 소화를 촉진하고 헛배부른 증상을 없애 줍니다. 기문(期門), 태충(太冲)은 간 기능 개선에 탁월한 효능을 보입니다. 비수(脾兪)와 위수(胃兪) 그리고 삼음교(三陰交)와 기해(氣海)에 뜸을 뜨면 한기를 몰아낼 수 있으며 비위의 기능을 강화할 수 있습니다. 특히 삼음교(三陰交)와 기해(氣海)는 정력증강에 효능이 있는 경혈입니다.

(8) 복통과 위염

 복통은 찬 음식을 먹었을 때 쉽게 올 수 있으며 과식으로 인한 음식의 정체로 인해 생길 수 있습니다. 물론 비위가 허약하여 연동운동이 좋지 않을 때도 생길 수 있습니다. 위염과 복통은 다른 증상을 보이지만 심한 통증을 보이는 면에서는 같습니다. 만성 위염과 급성 위염의 증세는 다르며 일반적인 복통과 구분됩니다.
 만성 위염은 열(熱), 실(實)에 속하며 안색은 좋은 편이고 체력이 있어 보이며 변비 증상을 보입니다. 가슴과 옆구리 부분에 통증을 느낍니다.
 체력이 없는 허증(虛症)인 경우에는 배에서 소리가 나며 변비나 설사가 불규칙적으로 반복됩니다. 가슴아래 상복부가 쓰리고 아프며 피로를 쉽게 느낍니다.
 만성위염에는 상완(上脘), 중완(中脘), 하완(下脘), 양문

(梁門)혈을 취합니다. 증세에 따라 비수(脾兪)를 추가합니다. 천추(天樞), 양구(梁丘), 간수(肝兪)의 3혈을 취하면 통증을 완화할 수 있습니다. 족삼리(足三里)에는 위액분비를 촉진시키는 작용이 있습니다. 위산과다 증세를 보이는 사람에게는 족삼리(足三里)를 취혈하지 않습니다.

① 한기에 의한 통증

[증상] : 통증이 심하고 통증의 빈도가 잦습니다. 배를 따뜻하게 하면 통증이 다소 완화됩니다. 손발을 만지면 차갑게 느껴집니다. 혀가 하얗고 윤기가 흐릅니다. 진맥을 하면 맥이 깊고 긴장되어 있음을 촉진할 수 있습니다.
[치료] : 한기를 없애고 체기를 내립니다. 임맥(任脈)과 족양명(足陽明), 족태음(足太陰)경에서 취혈합니다. 침으로는 사법(瀉法)을 씁니다. 뜸을 뜰 수 있습니다.
[취혈] : 중완(中脘) - 임맥(任脈)
　　　　신궐(神闕) - 임맥(任脈)
　　　　관원(關元) - 임맥(任脈)
　　　　족삼리(足三里) - 족양명위경(足陽明胃經)
　　　　공손(公孫) - 족태음비경(足太陰脾經)

② 비위가 허약해 나타나는 통증

[증상] : 통증의 빈도가 느리나 지속적으로 이어집니다.

통증이 있는 부위를 지긋이 누르면 통증이 줄고 다소 편안해 집니다. 정신적으로 많은 피로를 느끼며 몸이 떨립니다. 혀에 백태가 끼고 맥이 가늘고 깊게 가라앉아 있습니다.

[치료] : 비위의 기능을 보(補)합니다. 배수(背兪)혈과 임맥(任脈)에서 취혈을 합니다. 침을 사용한다면 보법(補法)을 씁니다. 뜸을 뜰 수 있습니다.

[취혈] : 비수(脾兪) - 족태양방광경(足太陽膀胱經)
　　　　중완(中脘) - 임맥(任脈)
　　　　기해(氣海) - 임맥(任脈)
　　　　장문(章門) - 족궐음간경(足厥陰肝經)

③ 음식에 체한 통증

[증상] : 상복부에 팽창감을 느끼며 통증이 있는 곳을 움켜 쥡니다. 신물을 자주 넘기고 음식 냄새를 싫어합니다. 통증이 줄면 설사를 하고 설사 후에는 통증이 거의 느껴지지 않습니다. 혀에 두꺼운 태가 낍니다. 진맥을 하면 맥이 매끄럽게 뜁니다.

[치료] : 체를 내리기 위해 족양명(足陽明)과 임맥(任脈)에서 취혈합니다. 침으로는 사법(瀉法)을 씁니다.

[취혈] : 중완(中脘) - 임맥(任脈)
　　　　천추(天樞) - 족양명위경(足陽明胃經)
　　　　기해(氣海) - 임맥(任脈)
　　　　하완(下脘) - 임맥(任脈)
　　　　족삼리(足三里) - 족양명위경(足陽明胃經)

중완(中脘)과 족삼리(足三里)는 몸을 따뜻하게 하여 한기를 흩어지게 하고 비위의 기능을 도우며 체한 것을 내립니다. 관원(關元)에 뜸을 뜨면 한기에 의한 통증을 멈추게 할 수 있습니다. 공손(公孫)은 비를 튼튼하게 하는 효능이 있습니다. 특히 비수(脾兪)와 위수(胃兪)는 소화기계의 기능을 튼튼하게 합니다. 기해(氣海)와 천추(天樞) 그리고 하완(下脘)은 비위를 보(補)하여 체에 의한 통증을 내리게 합니다. 소화는 인체의 중요한 생리작용입니다. 소화기계에 질병이 생기면 몸 전체의 건강이 나빠집니다. 식욕부진과 복통, 설사 그리고 변비와 토혈, 혈변이나 구토나 황달 등의 증세를 보이면 소화기계에 질병이 생긴 것입니다. 이 가운데 상복통과 설사나 변비는 지압요법으로 시술하면 좋은 효과를 얻을 수 있습니다.

중의학에서는 소화기능은 비위가 주관하며 간과 신(腎)의 기능에 영향을 받는다고 생각합니다.

비(脾)는 모든 영양을 신체의 각부위로 전달하는 근원으로 여기며, 위는 음식물을 받아 들여 소화시켜 아래로 보내는 구실을 하는 것으로 봅니다.

간은 영양의 공급과 축적, 배설기능과 연관이 있는 것으로 보고 있으며 신(腎)의 명문(命門)의 화(火)가 소화의 동력이 된다고 봅니다. 따라서 비(脾), 위(胃), 간(肝), 신(腎)의 기능이 약화되거나 이 기관에 질병이 생긴다면 소화기계 전체의 기능에 이상이 옵니다.

(9) 급성위염

급성위염은 화학적인 원인과 물리적인 원인 또는 미생물의 감염이나 세균에 의한 독소 등의 영향으로 발병합니다.
 독한 약물의 섭취, 과음, 향료의 과다사용, 차나 커피류, 빙과류, 세균 등의 감염으로 인해 위 점막이 손상되어 위염으로 진행될 수 있습니다.

[증상] : 약간의 약물섭취에 의한 손상이라면 며칠이 지나면 저절로 치료 될 수도 있습니다. 대체로 상복부에 통증이 있으며 식욕이 없고 구역질과 구토증세를 보입니다. 설사가 있고 열이 오르며 피를 토하고나 검은 변을 보는 일도 있습니다. 배꼽주변을 누르면 통증을 느끼고 배에서 소리가 많이 납니다.
[치료] : 기의 흐름을 좋게 하여 통증을 멈추고, 비위의 기능을 향상시킵니다. 간의 열을 내리고 담 기능을 좋게 하여 치료합니다.
[취혈] : 복부와 등에서 취혈.
　　　　내관(內關) - 수궐음심포경(手厥陰心包經)
　　　　족삼리(足三里) - 족양명위경(足陽明胃經)
　　　　공손(公孫) - 족태음비경(足太陰脾經)
　　　　태충(太沖) - 족궐음간경(足厥陰肝經)

지압요법으로는 유(揉), 안(按), 퇴(推), 마(摩), 점(点)의 수법을 혼합하여 시술합니다.

① 환자를 엎드리게 합니다. 시술자가 안법(按法)과 퇴법(推法)으로 제6흉추에서 부터 제12흉추에 이르는 양측면의 배수혈(背兪穴)로 치료합니다.

배수혈(背兪穴) 중에 압통(壓痛)을 심하게 느끼는 곳이 있으면 그곳을 중점적으로 치료합니다.

② 체위를 그대로 유지시키고 척추의 양옆으로 0.5촌, 1.5촌, 3촌의 거리에 가상의 세로 선을 설정합니다. 이 여섯 개의 세로 선을 따라 아래로 눌러 내려옵니다. 약 10분 정도 시술합니다. 누르는 방향은 가슴을 향하며 주로 한 손가락으로 누릅니다.

③ 눌러 문지르는 수법으로 위 주위와 상복부를 문지릅니다. 열이 나도록 문지르면 통증이 줄어듭니다.

(10) 만성위염

만성위염의 원인이 되는 여러 자극이 있을 수 있고 이미 알려진 것처럼 세균의 감염에 의해 발병될 수 있습니다. 만약 세균에 의한 위궤양 등의 질병이 발생하면 2주 정도의 약물투여로 병원균을 제거할 수 있습니다.

장기적인 약물투여나 자극성이 강한 음식을 섭취한 때에도 위의 염증이 나타납니다. 담즙의 이상 분비와 위산 조절의 이상, 위 점막의 손상에 의해서도 통증이 나타납니다.

만성위염이 생기면 코, 입안, 인후 등에도 감염의 징후가 나타납니다. 동양의학에서는 위기의 부족과 영양부족에서도 만성위염이 발생하는 것으로 생각합니다.

[증상] : 질병의 진행속도가 느립니다. 위염이 있다면 빈혈이 나타납니다. 철 결핍성 빈혈이 생길 수 있습니다.

위궤양을 일으키는 병원균에 의해 철분이 모자라게 되어 빈혈이 일어나는 경우도 있습니다. 병원균을 제거하는 약을 복용하면 빈혈도 치료할 수 있습니다.

구토를 하거나 헛배가 불러오고 위암에서 볼 수 있는 증세가 나타나기도 합니다. 위염이 있으면 지속적인 통증이 나타납니다. 음식을 섭취한 후에 통증이 더 심해지고 구토 증세도 보입니다. 아주 심한 공복이나 새벽에는 속 쓰림을 느끼고 가슴의 오목한 곳(鳩尾穴)에 작열감이 나타납니다.

반복적인 출혈이 있으면 변이 검게 나오며, 커피색의 액체를 토합니다.

혀에 염증 반응을 보이거나 혀의 돌기들이 위축되어 있는지 살핍니다. 내시경검사를 통해 정확한 진단을 하는 것이 가장 좋습니다.

[치료] : 급성위염의 치료와 같은 원칙으로 치료에 임합니다.
[취혈] : 급성위염의 치료와 같은 혈을 취합니다.

신수(腎兪)와 간수(肝兪)를 눌러 문지르며(按揉), 독맥 전체의 경락을 손바닥으로 마찰합니다. 좌측 가슴과 옆구리를 손바닥으로 마찰하여 열을 냅니다. 흉부의 7~12흉추를 중심으로 가볍게 문지릅니다. 신수(腎兪)와 명문(命門)을 손바닥의 장근부(掌根部)로 문지릅니다. 중앙에서 옆구리 방향으로 문지릅니다.

(11) 변비

 변비는 양명경(陽明經)에 열이 쌓여 나타나는 질병으로 봅니다. 신양(腎陽)이 부족하거나 간담(肝膽)에 사열(邪熱)이 있어 생기는 질병이라고도 합니다. 체력이 약한 사람이나 노인에게 자주 나타나는 질병이지만, 젊고 뚱뚱한 사람도 변비가 올 수 있습니다. 부교감신경이 약간의 흥분상태에 있다면 장의 유동운동이 활발해집니다.

 천추(天樞)와 복결(腹結)의 두 경혈은 대장의 유동운동을 촉진합니다. 관원(關元)혈도 하복부의 기능을 정상적으로 되돌리는 효능이 있습니다.

 중완(中脘), 족삼리(足三里), 지구(支溝), 대장수(大腸兪), 소장수(小腸兪) 등의 경혈은 변비 치료에서 좋은 결과를 보이는 경혈입니다. 평소 물을 많이 섭취하고 운동을 열심히 하면 변비를 예방할 수 있습니다. 또 섬유질이 많이 들어있는 음식을 섭취하는 것도 도움이 됩니다.

① 열비(熱秘)

 [증상] : 배를 누르면 덩어리 같은 것이 촉진되며 통증을 느낍니다.
  기운이 없고 입이 말라 갈증을 느낍니다. 오랜 시간 화장실에 머물며 어렵게 배출하기는 합니다.
  평소 얼굴이 붉고 소변은 노랗고 입에서 냄새가 납니다. 혀에 황색의 마른 태가 낍니다. 맥은 매끄럽고 빠르게 느껴집니다.
 [치료] : 열을 내리고 진액을 보전함을 치료의 목표로 합니

다. 양명경(陽明經)에서 취혈합니다. 침을 사용할
때는 사법(瀉法)으로 시술합니다.
[취혈] : 합곡(合谷) - 수양명대장경(手陽明大腸經)
곡지(曲池) - 수양명대장경(手陽明大腸經)
풍륭(豊隆) - 족양명위경(足陽明胃經)
상거허(上巨虛) - 족양명위경(足陽明胃經)

합곡(合谷), 곡지(曲池), 풍륭(豊隆)은 양명경(陽明經)의 열을 사(瀉)하고 진액(津液)을 보존시키는 효능을 보입니다.
상거허(上巨虛)는 대장(大腸)의 합혈(合穴)이며 대장의 활동을 원활하게 합니다.

② 기비(氣秘)

[증상] : 변이 막히는 정도가 심하고 가슴과 배가 팽창됩니
다. 음식 생각이 전혀 없으며 화를 잘 냅니다. 혀에
백태가 끼고 맥은 팽팽하게 뜁니다.
[치료] : 간(肝)기능을 좋게 하여 변비를 퇴치합니다. 임맥
(任脈)과 족궐음(足厥陰)에서 취혈합니다.
[취혈] : 중완(中脘) - 임맥(任脈)
기해(氣海) - 임맥(任脈)
행간(行間) - 족궐음간경(足厥陰肝經)

합곡(合谷)과 기해(氣海)를 배합하여 부기(腑氣)의 소통을
좋게 하며, 행간(行間)은 간 기능을 조절하는 효능이 있습니
다. 간 기능 강화를 위해 평소에 행간을 안마하고 간경을 따

라 경혈 맛사지를 합니다. 엄지로 유법(揉法)을 합니다.

③ 허비(虛秘)

[증상] : 복부가 팽창되나 통증은 약합니다. 상복부 보다 하복부가 불편합니다. 짧은 호흡을 하며 피로를 호소합니다. 가슴이 두근거리고 얼굴이 창백해집니다. 변이 딱딱하지는 않지만 며칠만에 한번씩 보게 됩니다.
혀에 백색의 태가 끼며 맥이 가늘게 뜁니다.
[치료] : 기혈(氣血)의 보양(補陽)을 치료의 원칙으로 합니다. 족양명(足陽明)과 태음경(太陰經)에서 취혈하며 임맥(任脈)과 배수(背兪)혈도 배혈합니다.
침을 사용한다면 보법(補法)을 씁니다. 뜸을 뜰 수 있습니다.
[취혈] : 비수(脾兪) - 족태양방광경(足太陽膀胱經)
위수(胃兪) - 족태양방광경(足太陽膀胱經)
대장수(大腸兪) - 족태양방광경(足太陽膀胱經)
족삼리(足三里) - 족양명위경(足陽明胃經)
관원(關元) - 임맥(任脈)
삼음교(三陰交) - 족태음비경(足太陰脾經)

비수(脾兪), 삼음교(三陰交), 위수(胃兪), 족삼리(足三里)는 장부(臟腑) 경락의 표리(表裏) 배혈법에 따라 취혈하며 기의 흐름을 강화하고 혈액순환을 좋게 합니다.
관원(關元)에 뜸을 뜨면 하초(下焦)의 원기(元氣)를 보(補)합니다. 직접 뜸보다 간접 뜸을 뜨는 편이 좋습니다.

④ **한비(寒秘)**

[증상] : 대변이 뭉쳐 쉽게 배출되지 않습니다. 허리와 복부
가 차갑고 은근한 통증이 따릅니다. 소변이 맑으며
빈뇨 현상을 보입니다. 혀에 엷은 백태가 낍니다.
[치료] : 보신조양(補腎助陽)으로 양기를 돋웁니다. 임맥(任
脈)과 족소음(足少陰)에서 치료의 주 경혈을 취혈하
고 배수혈을 보조로 취혈합니다.
침술에서는 보법(補法)을 씁니다. 뜸을 뜰 수 있습
니다.
[취혈] : 기해(氣海) - 임맥(任脈)
조해(照海) - 족소음신경(足少陰腎經)
태계(太溪) - 족소음신경(足少陰腎經)
관원수(關元兪) - 족태양방광경(足太陽膀胱經)
신수(腎兪) - 족태양방광경(足太陽膀胱經)

기해(氣海)와 관원(關元)은 양을 돋워 냉한 것을 쫓습니다. 따라서 뭉친 대변을 풀어 통변이 가능하게 됩니다. 조해(照海), 태계(太溪), 신수(腎兪)는 기를 강화하여 양기를 좋게 하며 빈뇨 증세를 멈추게 합니다.

지압요법으로 시술할 때는 문지르기, 눌러 문지르기, 손바닥으로 마찰시키는 수법이 주로 쓰입니다.

환자를 바르게 눕히고 다리를 굽힙니다. 시술자는 시계방향을 따라 10분 정도 배를 문지릅니다. 먼저 배꼽주위를 문지

르고 다음 오른쪽 배 그리고 상복부, 다시 왼쪽 배, 마지막으로 아랫배를 문지릅니다.

손가락에 힘을 넣어 천추(天樞)와 대횡(大橫)을 지압하면 변비 해소에 도움이 됩니다. 환자를 엎드리게 하고 등의 방광경(膀胱經)을 따라 누르며 아래로 밉니다.

간수(肝兪)에서 대장수(大腸兪)까지 위에서 아래로 10분 정도 시술하고, 엉덩이뼈에 있는 팔료혈(八髎穴)을 마찰합니다.

장강(長强), 족삼리(足三里), 상거허(上巨虛), 내정(內庭)혈을 누릅니다.

변비가 심하여 항문에서 피가 나오는 사람은 자기 스스로 인중(人中)을 누릅니다. 매일 두 번씩 10분 정도 문지릅니다.

채소와 과일을 많이 섭취하고 적극적인 활동을 하면 치료에 도움이 됩니다. 또 복식호흡을 하면 소화기능이 좋아지고 유동운동도 증가합니다.

(12) 설사

소화불량에 의한 설사와 신경성에 의한 설사, 변이 장안에 축적되어 일어나는 설사 등으로 나눌 수 있습니다. 위와 장에 질병이 있다면 설사 증세를 보입니다. 만성설사는 비(脾), 신(腎)이 약하고 양기가 부족하기 때문입니다.

① 급성설사

[증상] : 급성설사는 찬 음식을 많이 섭취하여 일어나는 경우가 많습니다. 대변 색이 옅고, 배에서 소리가 많이 납니다.

음식 생각이 전혀 없고 복통이 있습니다. 혀에 백태가 있습니다. 진맥을 하면 맥이 깊어 잘 촉진되지 않으며 맥이 느립니다.
[치료] : 한기를 제거하여 설사를 멈추게 합니다. 족양명(足陽明)과 임맥(任脈)에서 취혈합니다.
[취혈] : 천추(天樞) - 족양명위경(足陽明胃經)
　　　　 대장수(大腸兪) - 족태양방광경(足太陽膀胱經)
　　　　 족삼리(足三里) - 족양명위경(足陽明胃經)
　　　　 중완(中脘) - 임맥(任脈)
　　　　 기해(氣海) - 임맥(任脈)

② 습열(濕熱)

[증상] : 설사를 할 때 변에서 열이 느껴집니다. 변색이 노랗고 냄새가 심하게 납니다.
　　　　 복통이 있고 항문에 열감을 심하게 느낍니다. 체열이 있고 소변도 붉게 변합니다. 입이 마르고 혀에 황색의 태가 낍니다. 맥은 매끄럽고 빠르게 뜁니다.
[치료] : 족양명(足陽明)에서 취혈하여 열을 내립니다.
[취혈] : 천추(天樞) - 족양명위경(足陽明胃經)
　　　　 대장수(大腸兪) - 족태양방광경(足太陽膀胱經)
　　　　 족삼리(足三里) - 족양명위경(足陽明胃經)
　　　　 내정(內庭) - 족양명위경(足陽明胃經)
　　　　 양릉천(陽陵泉) - 족소양담경(足少陽膽經)

③ 비허(脾虛)에 의한 만성설사

[증상] : 대변에 소화되지 않은 음식물이 보입니다. 상복부가 팽창되며 식욕이 없습니다. 얼굴이 누렇고 사지에 힘이 없으며 피로를 많이 느낍니다. 맥이 느리고 약합니다.
[치료] : 간기능과 비기(脾氣)를 강화합니다.
[취혈] : 천추(天樞) - 족양명위경(足陽明胃經)
　　　　대장수(大腸兪) - 족태양방광경(足太陽膀胱經)
　　　　족삼리(足三里) - 족양명위경(足陽明胃經)
　　　　비수(脾兪) - 족태양방광경(足太陽膀胱經)
　　　　장문(章門) - 족궐음간경(足厥陰肝經)
　　　　중완(中脘) - 임맥(任脈)

④ 신허(腎虛)에 의한 만성설사

[증상] : 새벽에 은근한 복통이 있으며 통증 후에는 배변을 합니다. 복부와 다리가 시리다는 느낌이 듭니다. 혀에 백색의 태가 끼고 맥이 깊고 약합니다.
[치료] : 보양(補陽)과 신장기능을 좋게 하여 치료합니다.
[취혈] : 천추(天樞) - 족양명위경(足陽明胃經)
　　　　대장수(大腸兪) - 족태양방광경(足太陽膀胱經)
　　　　족삼리(足三里) - 족양명위경(足陽明胃經)
　　　　신수(腎兪) - 족태양방광경(足太陽膀胱經)
　　　　명문(命門) - 독맥(督脈)
　　　　관원(關元) - 임맥(任脈)

대장수(大腸兪)는 대장과 연관이 있는 배수혈(背兪穴)이며 천추(天樞)는 대장경(大腸經)의 모혈(募穴)입니다. 이 두 경혈을 자극하여 위와 장의 운동력을 조정합니다.

비수(脾兪)와 장문(章門)은 비경의 수혈(兪穴)과 모혈(募穴)이므로 두 혈을 조절하면 비기(脾氣)를 다스릴 수 있습니다.

족삼리(足三里)는 비위를 튼튼히 하며 중완과 기해(氣海)는 한기(寒氣)를 제거합니다. 내정과 양릉천은 대장의 열을 내리는 효능이 있습니다.

신수와 명문, 관원은 양기를 돋웁니다.

양구는 설사 증세에 특효가 있어 제일 먼저 취혈하는 경혈입니다. 양구는 장의 유동운동을 조절합니다. 양구에 뜸을 뜨면 그 효과를 증대할 수 있습니다.

(13) 이질(痢疾)

세균과 미생물의 감염으로 인하여 나타나는 질병입니다. 찬 음식을 과량 섭취하거나 불결한 음식으로 인해 내상이 생긴 경우도 이질과 같은 증상을 보입니다. 세균성 이질과 미생물 감염에 의한 이질은 빠른 시간 내에 항생제를 투여하여야 합니다.

① 습열(濕熱)

[증상] : 복통이 있고 붉은 색과 흰색의 설사를 합니다. 항문에 작열감이 있으며 소변도 붉고 양이 적습니다. 고열과 구토증세가 있습니다. 혀에 두꺼운 황태가

니다. 맥이 매끄럽고 빠릅니다.

[치료] : 먼저 열을 내려 장기능을 회복시키는데 중점을 둡니다. 대장경(大腸經)의 모혈(募穴), 하합혈(下合穴), 수족양명경(手足陽明經)에서 취혈합니다. 침을 사용하면 사법(瀉法)을 씁니다.

[취혈] : 천추(天樞) - 족양명위경(足陽明胃經)
　　　　상거허(上巨虛) - 족양명위경(足陽明胃經)
　　　　합곡(合谷) - 수양명대장경(手陽明大腸經)
　　　　곡지(曲池) - 수양명대장경(手陽明大腸經)
　　　　내정(內庭) - 족양명위경(足陽明胃經)
　　　　음릉천(陰陵泉) - 족태음비경(足太陰脾經)

② 한습(寒濕)

[증상] : 흰색의 물이끼 같은 점액질의 설사를 합니다. 추운 곳을 싫어하고 따뜻한 곳을 좋아합니다. 가슴에 심한 통증을 느낍니다. 혀에 백색의 태가 낍니다. 맥은 깊이 가라앉아 있고 느립니다.

[치료] : 한습을 흩어지게 하면 설사를 멈출 수 있습니다. 대장모혈(大腸募穴), 하합혈(下合穴), 임맥(任脈)에서 취혈합니다. 침으로는 사법(瀉法)을 쓰고 뜸도 뜰 수 있습니다.

　　　　[취혈] : 천추(天樞) - 족양명위경(足陽明胃經)
　　　　　　　　상거허(上巨虛) - 족양명위경(足陽明胃經)
　　　　　　　　합곡(合谷) - 수양명대장경(手陽明大腸經)
　　　　　　　　중완(中脘) - 임맥(任脈)

기해(氣海) - 임맥(任脈)

③ 만성이질

[증상] : 이질이 장기간 그치지 않고 반복적으로 증상을 나
타내 보입니다. 어느 때는 심하고 어느 때는 가벼운
증세를 보입니다. 정신적으로 피로를 심하게 느낍니
다. 얼굴에 누런빛이 돌고 창백합니다. 식욕이 없으
며 혀에는 백색의 태가 낍니다. 맥이 가라앉아 있고
가늘게 느껴집니다.
[치료] : 비기를 강화하기 위하여 수족양명경(手足陽明經)과
배수혈(背兪穴)에서 취혈합니다.
[취혈] : 천추(天樞) - 족양명위경(足陽明胃經)
상거허(上巨虛) - 족양명위경(足陽明胃經)
합곡(合谷) - 수양명대장경(手陽明大腸經)
비수(脾兪) - 족태양방광경(足太陽膀胱經)
관원(關元) - 임맥(任脈)
신수(腎兪) - 족태양방광경(足太陽膀胱經)

　대장의 모혈(募穴)인 천추(天樞), 하합혈(下合穴)인 상거허
(上巨虛), 원혈(原穴)인 합곡(合谷)의 세 혈이 대장의 기혈(氣
血)을 조절하며 이상증세를 바로잡습니다.
　곡지(曲池), 내정(內庭), 음릉천(陰陵泉)은 열을 내리고 습을
제거합니다. 중완(中脘)과 기해(氣海)에 뜸을 뜨면 한을 쫓아
배를 편안하게 다스릴 수 있습니다. 비수(脾兪), 위수(胃兪),
신수(腎兪), 관원(關元)은 소화기능을 좋게 하고 장안에 음식

물이 적체되는 것을 방지합니다. 뜸을 떠서 효과를 높입니다.

(14) 두통(頭痛)

여러 종류의 만성병에 의해 두통이 나타날 수 있으며 통증의 범위도 넓고 좁은 경우 등 그 종류가 매우 많습니다.

두통을 호소하는 사람이 약물에 의존하여 치료하려 하면 습관성 약물중독자가 되기 쉽습니다.

① 풍(風)에 의한 두통

[증상] : 발작이 시작되면 갑자기 심한 통증이 나타납니다. 예리한 것으로 찌르는 듯 아프며 통증부위가 항상 일정합니다. 심한 경우는 머리에 종기와 같은 것이 솟아나거나 딱딱한 것이 나타나기도 합니다. 일반적으로 외견상 뚜렷한 증상이 없이 통증이 나타나는 때가 더 많습니다. 혀에 백태가 끼고 맥이 팽팽합니다.

[치료] : 기혈(氣血)의 유통을 좋게 하여 풍을 쫓아 치료합니다. 침으로는 사법(瀉法)과 유침(留針)을 병용합니다. 피부에 약간의 출혈을 시키는 것도 좋은 방법입니다.

이마의 통증

[취혈] : 백회(百會) - 독맥(督脈)
후계(后溪) - 수태양소장경(手太陽小腸經)
행간(行間) - 족궐음간경(足厥陰肝經)
기타의 아시혈(阿是穴)

앞머리의 통증
상성(上星) - 독맥(督脈)
두유(頭維) - 족양명위경(足陽明胃經)
인당(印堂) - 기혈(奇穴)
합곡(合谷) - 수양명대장경(手陽明大腸經)
기타의 아시혈(阿是穴)

뒷머리의 통증
풍지(風池) - 족소양담경(足少陽膽經)
천주(天柱) - 족태양방광경(足太陽膀胱經)
곤륜(昆侖) - 족태양방광경(足太陽膀胱經)
후계(后溪) - 수태양소장경(手太陽小腸經)
기타의 아시혈(阿是穴)

편두통
태양(太陽) - 기혈(奇穴)
솔곡(率谷) - 족소양담경(足少陽膽經)
외관(外關) - 수소양삼초경(手少陽三焦經)
기타의 아시혈(阿是穴)

  두통의 부위에 따라 증세를 파악하며 원근배혈법(遠近配穴法)을 씁니다. 이마의 통증에는 수족태양경(手足太陽經)과 간경(肝經)을 배합합니다.
  앞머리의 통증에는 수족양명경(手足陽明經)을 뒷머리의 통증에는 수족태양경(手足太陽經)에서 취혈합니다.
  편두통은 수족소양경(手足少陽經)에서 취혈합니다.

② 간양(肝陽) 항진에 의한 두통

[증상] : 어지럽고 눈앞이 깜깜해지며 머리 양 측면에 통증을 많이 느낍니다. 마음이 번잡하고 화기 치밀어 괜히 화를 잘 냅니다. 가슴에도 통증이 있습니다.
[치료] : 족궐음간경(足厥陰肝經)을 주로 족소양담경(足少陽膽經)을 보조로 취혈합니다. 침을 사용하면 사법(瀉法)을 씁니다.
[취혈] : 풍지(風池) - 족소양담경(足少陽膽經)
　　　　 백회(百會) - 독맥(督脈)
　　　　 행간(行間) - 족궐음간경(足厥陰肝經)
　　　　 양릉천(陽陵泉) - 족소양담경(足少陽膽經)

풍지(風池), 행간(行間), 양릉천(陽陵泉)은 간과 담의 화(火)를 제거하여 간기능을 좋게 합니다.
　백회(百會)는 모든 양(陽)이 모이는 곳이므로 사법(瀉法)을 쓰면 간과 담의 항진 증세를 그칠 수 있습니다.

③ 기혈(氣血)이 허(虛)한 두통

[증상] : 꾸준한 두통이 있으며 통증 부위를 누르거나 따뜻하게 해주면 통증이 다소 줄어듭니다. 모든 일에 심한 권태감을 느낍니다.
　　　　 실면(失眠)에 시달리는 사람이 많습니다.
　　　　 맥이 가늘고 약합니다.
[치료] : 임맥(任脈)과 독맥(督脈)에서 취혈합니다. 침으로는

보법(補法)을 쓰고 뜸을 뜰 수 있습니다.
[취혈] : 백회(百會) - 독맥(督脈)
기해(氣海) - 임맥(任脈)
간수(肝兪) - 족태양방광경(足太陽膀胱經)
비수(脾兪) - 족태양방광경(足太陽膀胱經)
족삼리(足三里) - 족양명위경(足陽明胃經)
합곡(合谷) - 수양명대장경(手陽明大腸經)

 백회(百會)와 기해(氣海)에 뜸을 뜨면 원기(元氣)를 강화할 수 있습니다. 간수(肝兪)와 비수(脾兪)를 보조혈로 취합니다.
 족삼리(足三里)와 합곡(合谷)은 소화능력을 좋게 하여 위 기능 저하에 의한 두통을 제거합니다. 일반적으로 두통을 치료할 때는 특별히 주의를 집중하고 환자의 상태를 주시해야 합니다. 취혈을 잘못하면 혼수상태에 이를 수 있습니다.

(15) 고혈압

 주로 동맥혈관의 혈압이 상승하는 질병인데 남성보다 여성에게 많이 발병됩니다. 간 기능에 이상이 있을 때에도 혈압이 상승할 수 있습니다. 두통과 현기증, 중풍 등과 함께 합병증으로 고혈압이 오는 일이 많습니다.
 신허(腎虛)에 의해 신(腎)의 수(水)가 간(肝)의 목(木)을 조절하지 못하면 간양(肝陽)이 항진됩니다.
 화를 많이 내면, 간을 상하고 간기(肝氣)가 응결되어 간양(肝陽)의 항진을 일으킨다고 합니다.
 음식을 많이 먹고, 단것을 많이 먹으며, 술을 많이 마시면 간열(肝熱)이 축적됩니다. 이 간열(肝熱)은 풍(風)을 일으키며

풍(風)이 간을 상하게 합니다.

[증상] : 아침과 저녁에 두통이 있고, 낮의 활동시간에는 다소 통증이 줄어듭니다. 평소에는 머리의 뒷목이 뻐근하고 이마 양측이 아프며 어지럽고 눈이 아픕니다. 가슴도 두근거리며 숨이 찹니다.
걸음을 급히 걷거나 말을 많이 한 뒤, 음식을 먹은 뒤 증세가 심해집니다.
눈이 충혈 되며 결막에 출혈이 생기기도 합니다. 건망증이 심해지고 실면(失眠) 증세를 보입니다. 주의력이 줄어들고 자꾸 긴장을 느끼며 정신적으로 번잡함을 느낍니다.
단백뇨가 있고 코피가 나오거나 여성에게는 월경과다 현상이 나타납니다.
고혈압과 심장병이 겹친다면 치료가 어렵게됩니다. 두통과 현기증, 실면(失眠)의 증세도 심합니다. 팔다리가 저린 증세도 나타나며 기침과 가래는 많아지고 소변은 감소합니다.

[치료] : 간과 심장의 기능을 강화시킵니다.

[취혈] : 풍지(風池) - 족소양담경(足少陽膽經)
　　　　천주(天柱) - 족태양방광경(足太陽膀胱經)
　　　　태양(太陽) - 기혈(奇穴)
　　　　백회(百會) - 독맥(督脈)
　　　　폐수(肺兪) - 족태양방광경(足太陽膀胱經)
　　　　신수(腎兪) - 족태양방광경(足太陽膀胱經)
　　　　격수(膈兪) - 족태양방광경(足太陽膀胱經)

심수(心兪) - 족태양방광경(足太陽膀胱經)

 환자를 앉힙니다. 다섯 손가락을 펴 앞머리에서 뒷머리로 서서히 이동하며 움켜쥐듯 누릅니다. 8회 정도 반복합니다. 나법(拿法)으로 천주(天柱)와 풍지(風池)를 움켜쥡니다.
 환자 앞에서 앞이마와 눈 주변과 코의 양쪽을 약 2분 문지릅니다.
 이마와 태양(太陽), 백회(百會)를 약 10분 누르고 문지르며 머리 양 측면을 1분 정도 쓸어 내립니다. 환자 옆에서 다섯 손가락을 펴고 머리 위를 8회 정도 누릅니다.
 폐수(肺兪), 심수(心兪), 격수(膈兪)를 2분 정도 누릅니다.
 환자 뒤에서 견정(肩井)을 10회 정도 나법으로 움켜쥐고, 어깨와 등을 비벼 열을 냅니다. 옆구리도 비벼 열을 냅니다. 귀울림, 불면증, 신허(腎虛)현상이 있으면 신수(腎兪)와 명문(命門)을 1분 정도씩 눌러 증상을 억제합니다.
 음식조절에 주위를 하여 체중을 늘지 않도록 하는 것도 치료 기간을 단축시키는 방법입니다. 술과 담배는 완전히 금하며, 소금 섭취량을 하루 3g이하로 줄입니다. 가능한 한 남녀 관계를 멀리 합니다.

(16) 생리통
 많은 여성들이 말못할 고통을 받고 있는 질병 중 하나입니다. 생리통은 자궁이나 난소 이상에서 오는 경우가 아니면 정신적인 불안정이나 신경계의 과민 반응에서 유발되는 경우가 대부분입니다.
 여성의 경(經), 대(帶), 태(胎), 산(産)의 네 종류의 경우에 따라 질병 상태를 분류합니다. 경(經)은 생리의 양과 기간 등 생리에 관한 것, 대(帶)는 대하증 등의 분비물에 관한 것, 태(胎)는 임신 여부에 관한 것, 산(産)은 분만과정에 관한 것입니다. 월경 전이나 후, 또는 진행 중에 복통이 있거나, 허리가 쑤시거나, 하복부가 무겁거나, 정상적인 생활을 할 수 없는 상태를 통경(痛經) 다시 말하면 생리통이라 합니다.

정상적인 여성이라 해도 생리기간 중에는 예민한 감각과 예민한 후각 현상을 보이기도 합니다. 대부분은 정신적인 영향으로 통증을 유발합니다. 질염이나 자궁내막의 이상으로 통증을 느낀다면 치료가 더욱 쉬워집니다.

특별한 질병이 없이 통증을 호소하는 미혼 소녀의 생리통은 기체(氣滯)와 혈어(血瘀), 한습(寒濕)의 응체(凝滯)와 기허(氣虛), 빈혈 등이 원인일 수 있습니다.

통풍과 혈액 순환이 되지 못할 정도로 꼭 끼는 옷을 입거나 겨울에 너무 춥게 입으면 기(氣)가 정체되고 한기(寒氣)에 몸을 상하게 됩니다. 기가 정체되거나 한기에 상하면 예정일 하루 이틀 전에 하복부가 진동하듯 움직이며 꾹꾹 찌르는 듯한 통증이 생깁니다. 몸이 떨리거나 구토 증세가 있으며 소변을 자주 보게 됩니다.

얼굴이 창백해지며 손과 발이 차고 시린 느낌이 듭니다. 생리의 양이 많아지면 통증이 다소 줍니다. 여성의 멋내기는 잠깐입니다. 평생을 건강한 여성으로 살려면 기후에 맞고 통풍이 잘되는 편안한 옷을 입어야 합니다. 물론 감염되지 않도록 위생에도 신경을 씁니다. 생리통은 창피한 일이 아닙니다. 평범한 질병으로 생각하고 서둘러 치료하기 바랍니다.

[증상] : 기체(氣滯) 혈허(血虛)의 증세는 생리 전이나 생리
중에 아랫배가 팽창하듯 아프며 아래로 당겨 배를
끌어안게 됩니다. 생리의 양은 적고 검고 진한 혈액
이 뭉쳐나옵니다. 두통이 있고 가슴과 옆구리에도
통증이 옵니다.
혀에 검붉은 반점이 보입니다. 맥이 깊이 갈아 앉고
팽팽합니다.
한습(寒濕) 응체(凝滯)에 의한 증세는 양이 적거나
나오지 않는 일도 있습니다. 아랫배가 아프고 혀에
백색의 태가 낍니다. 맥이 깊고 긴장되어 있습니다.
기혈(氣血) 허약(虛弱)에 의한 증상은 양이 적고 색
이 옅으며 정신적인 피로를 호소합니다. 맥이 가늘
고 힘이 없음을 촉진할 수 있습니다. 자궁의 위치
이상이나 자궁 발육부전, 기형의 자궁, 종양이나 염
증 유무를 검사하는 것은 여성으로서의 의무로 여
겨야 할 일입니다.

[치료] : 염증이 있다면 약물 치료를 하고 기혈의 흐름에 이
상이 있다면 침술이나 지압과 퇴나의 치료를 병행
합니다.

[취혈] : 기해(氣海) - 임맥(任脈)
관원(關元) - 임맥(任脈)
중극(中極) - 임맥(任脈)
혈해(血海) - 족태음비경(足太陰脾經)
음릉천(陰陵泉) - 족태음비경(足太陰脾經)
삼음교(三陰交) - 족태음비경(足太陰脾經)
신수(腎兪) - 족태양방광경(足太陽膀胱經)

팔료(八髎) - 족태양방광경(足太陽膀胱經)
장문(章門) - 족궐음간경(足厥陰肝經)
기문(期門) - 족궐음간경(足厥陰肝經)
간수(肝兪) - 족태양방광경(足太陽膀胱經)
격수(膈兪) - 족태양방광경(足太陽膀胱經)

환자를 바르게 눕히고 시술자가 우측에 섭니다. 오른손을 환자의 하복부에 대고 배꼽에서부터 위로, 옆으로, 좌로 이동하며 문지릅니다. 아래를 향해 중극혈을 누르고 하복부를 10분 정도 천천히 문지릅니다.

통증이 나타나면 기해, 중극, 관원을 3분 정도 지긋이 누릅니다. 그리고 엄지로 혈해, 음릉천, 삼음교를 2분 정도 누릅니다.

환자를 엎드리게 하고 신수와 팔료혈을 눌러 문지릅니다. 또 손바닥으로 문질러 열을 냅니다.

기체혈허(氣滯血虛)에 의한 통증이라면, 간수(肝兪)와 격수(膈兪)와 장문(章門)과 기문(期門)을 2분 정도 지속적으로 누릅니다. 환자의 뒤에서 양 옆구리를 1분 정도 문지릅니다.
겨드랑이에서 양측 허리 쪽으로 향해 위에서 아래로 문지릅니다.

한습응체(寒濕凝滯)의 통증에는 신수(腎兪)와 팔료(八髎)를 뜨거운 물수건으로 찜질합니다.

기혈허약(氣血虛弱)이 원인이라면 기본 치료 전에 상복부를

10분 정도 문지릅니다. 다음 중완을 2분 동안 지속적으로 누릅니다. 기본 취혈에 의한 치료를 하고 독맥과 방광경을 따라 문질러 열을 냅니다.

월경 기간에는 치료를 중단합니다. 만일 월경 기간에 통증이 심하다면 음릉천(陰陵泉), 삼음교(三陰交), 혈해(血海)를 눌러 통증을 완화시킵니다.

생리통을 허(虛), 실(實)로 구분하여 치료하면 효과가 좋습니다. 허(虛)란 기혈의 부족과 충맥과 임맥의 실조(失調)로 인해 나타납니다. 실(實)은 우울증이나 신경증이 있는 사람이 생리 기간 중에 몸을 차게 하면 혈행이 나빠져서 나타날 수 있습니다. 찬 음식의 과량섭취에 의해서도 실증이 나타날 수 있습니다.

① 허통(虛痛)

[증상] : 생리중이나 생리 후에도 아랫배가 지속적으로 아픕니다. 따뜻한 곳에 엎드리거나 손으로 누르면 통증이 감소합니다. 양이 적고 색이 옅습니다. 어지럽고 귀가 울리며 얼굴색도 창백합니다. 피로를 많이 느끼고 찬 것을 싫어합니다. 맥이 깊고 가늘게 촉진됩니다.

[치료] : 간과 심장의 기능을 정상화시켜 임맥과 족양명, 족태음, 배수혈(背兪穴)에서 취혈합니다. 침으로는 보법(補法)을 씁니다.

[취혈] : 관원(關元) - 임맥(任脈)
간수(肝兪) - 족태양방광경(足太陽膀胱經)

신수(腎兪) - 족태양방광경(足太陽膀胱經)
족삼리(足三里) - 족양명위경(足陽明胃經)
삼음교(三陰交) - 족태음비경(足太陰脾經)

간수(肝兪)와 신수(腎兪)로 간 기능의 이상을 치료하고 충맥과 임맥의 조절 기능을 정상화합니다. 관원(關元)은 혈행을 좋게 하고 족삼리와 삼음교는 비(脾)와 위(胃)를 튼튼히 하여 기혈의 흐름을 좋게 합니다.

② 실통(實痛)

[증상] : 생리기간과 생리 전에 아랫배가 팽창되는 느낌의 통증이 있고 통증부위가 항상 고정되어 있습니다. 다리와 허리에도 통증을 느낍니다.
혈색이 검고 덩어리가 보입니다. 가슴이 아프고 유방이 부풀어오릅니다. 맥이 깊이 가라앉아 있고 월경기간에는 복부가 차갑습니다.
[치료] : 간 기능을 좋게 하고 울증(鬱症)을 제거하는 것을 치료의 목표로 삼습니다. 족태음, 족궐음, 수양명, 임맥에서 취혈합니다. 침으로는 사법(瀉法)을 쓰고 뜸을 뜹니다.
[취혈] : 기해(氣海) - 임맥(任脈)
혈해(血海) - 족태음비경(足太陰脾經)
행간(行間) - 족궐음간경(足厥陰肝經)
삼음교(三陰交) - 족태음비경(足太陰脾經)
합곡(合谷) - 수양명대장경(手陽明大腸經)

기해(氣海), 행간(行間), 삼음교(三陰交), 혈해(血海)는 간 기능을 좋게 하며 혈액 순환을 좋게 합니다. 합곡을 누르면 복통을 경감시킬 수 있습니다.

(17) 요통(腰痛)

 허리는 척추와 다리를 연결하는 중요한 위치에서 신체의 많은 중량을 지탱하고 있습니다. 허리를 인체의 대들보라 하고 인체활동의 중심이라 합니다.
 무거운 물건을 들어올릴 때 자세가 좋지 못하면 쉽게 허리를 상합니다. 근육이나 인대의 손상에 의한 통증과 척추나 요추의 이상으로 나타나는 통증을 구분해야 합니다. 평소의 생활에서 무거운 물건을 들 때는 서서 들지 말고 앉아서 들고 일어서는 방법을 택합니다.

① 한습(寒濕)

[증상] : 허리 통증이 심하고 쑤시며 결리며, 근육의 신축력이 줄어 엎드리거나 뒤로 제끼지 못합니다.
통증이 엉덩이와 다리로 이어지는 예가 많습니다. 환부를 따뜻하게 하면 통증이 감소합니다. 기후에 따라 통증의 정도가 자주 합니다.
혀에 백태가 낍니다. 맥이 깊이 가라앉고 팽팽하게 촉진됩니다.
[치료] : 한습을 제거하여 경락의 소통을 조절합니다. 족태양과 독맥에서 취혈합니다.
[취혈] : 신수(腎兪) - 족태양방광경(足太陽膀胱經)

위중(胃中) - 족태양방광경(足太陽膀胱經)
명문(命門) - 독맥(督脈)
요양관(腰陽關) - 독맥(督脈)
아시혈(阿是穴) - 특정혈이 아니라 통증이 있는 부위에서 임시로 정합니다.

② 외상(外傷)

[증상]: 허리를 삐었거나 통증부위가 이동하지 않습니다. 움직이면 통증이 심해지고 구부리거나 뒤로 몸을 제낄 수 없는 통증이 옵니다.
[치료]: 족태양과 독맥에서 취혈하고 외상을 치료합니다. 장기간 고정시키는 방법도 좋습니다. 침으로는 사법(瀉法)을 쓰고 내출혈이 보이는 곳에 점자(点刺)하여 조금 출혈을 시킵니다.
[취혈]: 신수(腎兪) - 족태양방광경(足太陽膀胱經)
위중(胃中) - 족태양방광경(足太陽膀胱經)
요양관(腰陽關) - 독맥(督脈)
비양(飛揚) - 족태양방광경(足太陽膀胱經)
혈해(血海) - 족태음비경(足太陰脾經)

③ 신허(腎虛)

[증상]: 병세가 심하지는 않지만 장기간 지속되고 심신이 무척 피로합니다. 허리와 무릎에 힘이 없습니다.

신양(腎陽)이 허하면 다리가 시리고 정력이 줄어들며 맥이 가늘게 뜁니다.
만약 신음(腎陰)이 허하면 갈증이 심하고 오줌도 노랗게 나옵니다. 혀가 붉게 충혈 되고 맥이 팽팽하고 빠르게 촉진됩니다.
[치료] : 족태양(足太陽)과 독맥(督脈)을 위주로 치료합니다.
[취혈] : 신수(腎兪) - 족태양방광경(足太陽膀胱經)
　　　　요양관(腰陽關) - 독맥(督脈)
　　　　명문(命門) - 독맥(督脈)
　　　　지실(志室) - 족태양방광경(足太陽膀胱經)
　　　　태계(太溪) - 독맥(督脈)

허리를 삐어 통증이 매우 심하면 위중(胃中)을 점자(点刺)하여 통증을 줄일 수 있습니다. 위중이 위치한 무릎 뒤의 오금에는 혈관이 지나고 있으므로 혈관을 찌르는 일이 있어서는 안됩니다.
허리의 통증에는 명문(命門), 신수(腎兪), 팔료(八髎), 환도(環跳), 위중(胃中), 승산(承山) 등을 중점으로 치료합니다. 장시간 앉아 있는 직업으로 인해 허리에 통증이 오면 다리를 걸고 몸을 거꾸로 매달려서 허리의 압력에 의해 눌린 추간반을 펴 줍니다.
철봉에 매달리듯 거꾸로 이완시키면 통증이 줄어들지만 혈압에 이상이 있으면 이런 동작을 할 수 없습니다.
허리에 통증이 있을 때 허리를 좌우로 돌리는 동작은 치료에 도움이 되지 못합니다. 허리의 통증이 나타나기 전에 예방을 위한 운동요법으로 적당합니다. 허리의 통증이 나타나면 허리를 움직이지 않아야 합니다.

(18) 가슴과 옆구리의 통증

흔히 흉협통(胸脇痛)이라고 합니다. 가슴과 옆구리가 아픈 증세가 지속됩니다. 주로 한쪽에만 통증이 나타납니다. 오른 옆구리와 오른 등이 아픈 증세는 간이나 담의 이상에 의한 통증일 수 있으니 정밀 검사를 해야 합니다.

대체로 외상어혈(外傷瘀血)에 의한 통증이 주를 이룹니다. 경맥 소통의 이상에 의한 통증이라면 늑간신경통(肋間神經痛)이라 합니다.

① 간 기능 이상

[증상] : 통증이 어느 한곳에 정지하지 않고 이동합니다. 주로 옆구리에 통증이 옵니다. 간 기능에 이상이 생기면 정신적인 불안감에 의해 통증이 심할 수도 있습니다. 가슴이 답답하고 두근거리며 입맛이 씁니다. 화를 잘 내고 잠도 잘 자지 못합니다.
혀에 백색의 태가 끼고 맥이 팽창합니다.
[치료] : 간 기능을 정상화시켜야 합니다. 족궐음과 소양경에서 취혈합니다. 임맥과 배수혈(背兪穴)을 보조로 취합니다. 침을 사용할 때는 사법(瀉法)을 씁니다.
[취혈] : 중정(中庭) - 임맥(任脈)
　　　　 간수(肝兪) - 족태양방광경(足太陽膀胱經)
　　　　 기문(期門) - 족궐음간경(足厥陰肝經)
　　　　 협계(俠溪) - 족소양담경(足少陽膽經)

행간(行間) - 족궐음간경(足厥陰肝經)

 기문(期門)은 간의 모혈(募穴)입니다. 간수(肝兪)와 배혈하여 간 기능을 조절합니다. 협계는 담경의 형혈(滎穴)이며 중정(中庭)과 배혈하여 소양의 울화를 제거합니다. 행간(行間)은 간 기능 이상에 의한 통증을 감소시킵니다.

② 외상(外傷)

[증상] : 옆구리가 꾹꾹 찔리며 통증이 이동하지 않습니다. 밤에는 통증이 심해지고, 어떤 덩어리가 잡히기도 합니다. 혀에 보랏빛 반점이 보이고, 맥이 팽팽합니다.
[치료] : 경락의 소통을 원활하게 합니다. 경락의 소통이 원활하다는 의미는, 혈액의 흐름이 순조롭고 영양공급과 배설 기능이 정상적으로 이루어지는 상태입니다.
[취혈] : 대포(大包) - 족태음비경(足太陰脾經)
　　　　행간(行間) - 족궐음간경(足厥陰肝經)
　　　　격수(膈兪) - 족태양방광경(足太陽膀胱經)
　　　　구허(丘虛) - 족소양담경(足少陽膽經)
　　　　삼음교(三陰交) - 족태음비경(足太陰脾經)

 대포(大包)는 비(脾)의 대락(大絡)이며 구허(丘虛), 행간(行間)을 배혈하여 간의 기혈 유통을 좋게 합니다.
 격수(膈兪)는 혈회(血會)인데 삼음교와 배혈하여 어혈(瘀血)을 풀고 기혈 유통을 좋게 합니다.

(19) 유정(遺精)과 양기부족

저절로 정액이 흐르는 것을 유정(遺精)이라 합니다. 유정(遺精)은 몽유(夢遺)와 활유(滑遺)로 나눕니다. 잠을 자면서 꿈속에서 성관계를 하면서 실제로 사정하게 되는 현상을 몽유(夢遺), 몽정(夢精)이라 합니다. 꿈이나 성관계에 관계된 상황이 아닌 상태에서 자신도 모르게 사정이 되는 상태를 활정이라 합니다.

꿈에서 자기 혼자 사정을 하는 이유는 어느 한 두 가지의 이유 때문이 아닙니다. 정신적인 결함이 있거나 성욕은 과다하나 정력은 약한 사람, 몸에 열이 많고 마른 체격의 사람이 화(火)가 왕성해져 정실(精室)에 자극을 받을 경우, 전립선에 이상이 있는 경우 등이 있습니다. 정액이 저절로 나오는 현상은 정력이 세거나 체력이 좋고 성욕이 강하기 때문이 아닙니다. 독신남이나 청소년에게서 어쩌다가 한번 정도 나타나는 현상이라면 신경 쓰지 말고 운동을 열심히 하여 체력을 소모하거나 보강하면 됩니다.

활정(滑精)은 만성질환으로 장기간 병에 시달린 사람과 정력도 없으면서 너무 많은 성관계를 하는 사람에게서 나타납니다. 음(陰)이 상하고 다시 양(陽)까지 손상되어 정을 스스로 지키지 못하게 됩니다. 활정이 있는 사람은 정신력이 크게 손상됩니다.

양기부족이라 함은 성장기에 과도한 성관계를 하였거나 지나친 자위를 하여 신양(腎陽)이 손상되고 정기(精氣)를 잃게 된 것입니다. 심해지면 발기되지 않는 불행한 상태가 됩니다.

① 몽유(夢遺)

[증상] : 어떤 꿈을 꾸는가에 따라 사정을 하는 것이 아니라 성관계와 관계없는 꿈을 꾸어도 수면 중에 사정을 하게 됩니다. 사정 전에 잠이 깨어 참지 못하고 사정을 하면 그래도 다행입니다. 수면 중 깨지 않고 사정을 한다면 증상이 더욱 나쁜 징후입니다.
사정이 된 후 머리가 어지럽고 가슴이 두근거리며 기운이 없어집니다. 항시 체력이 없고 허리가 은근히 아프며 귀가 울리고 소변이 누렇게 변하거나 붉게 나옵니다.
맥이 가늘고 빠릅니다. 정력에 관한 것은 꼭 여성과의 성관계 문제만은 아닙니다. 정력은 곧 체력과 정신력을 의미하기도 합니다. 양기의 부족이나 허음(虛陰)에 의한 증상들은 기억력이 약해지거나 만성피로를 일으켜 정상적인 사회활동을 영위할 수 없게 합니다. 정력이 없고 성욕이 없으면 여자를 멀리하면 그만입니다. 그러나 정력이 없게되는 원이 그 자체가 생명력의 소실이라는 것이므로 중요시 해야 하는 것입니다.
몽유현상에 죄의식을 느낄 필요는 없습니다. 힘이 들더라도 체력 단련을 시작하면 이 현상은 줄어듭니다. 운동을 시작한 1개월 정도는 심한 피로와 함께 허리의 통증이 나타날 수 있습니다. 운동 시간을 일정하게 정하고 운동의 강도는 그 날의 신체 여건에 따라 조절합니다.
소변이 짙은 색으로 변하면 간 기능 검사를 할 필요가 있습니다.

[치료] : 화를 없애고 심화(心火)를 다스립니다. 임맥과 수소음경 그리고 배수혈에서 취혈합니다. 침으로는 사법(瀉法)을 씁니다.

[취혈] : 심수(心兪) - 족태양방광경(足太陽膀胱經)
    신수(腎兪) - 족태양방광경(足太陽膀胱經)
    관원(關元) - 임맥(任脈)
    신문(神門) - 수소음신경(手少陰心經)
    태계(太溪) - 족소음신경(足少陰腎經)
    지실(志室) - 족태양방광경(足太陽膀胱經)

 신문(神門)과 심수(心兪)로 심화를 없애고 신수, 관원, 태계, 지실로 신기(腎氣)를 강화하여 정력을 왕성하게 할 수 있습니다.

② 활정(滑精)

[증상] : 꿈을 꾸거나 수면 중이 아니라 해도 저절로 사정이 되는 기이한 증상이 나타납니다. 소변이 우유 빛으로 변해 보이며 소변과 정액이 같이 배출되기도 합니다. 성관계 중 빨리 사정되는 조루와는 근본적으로 다를 질병입니다.
항상 정신이 흐릿하고 집중이 거의 안되며 얼굴이 무겁고 창백합니다. 눈 주위가 약간 검은 색으로 변하기도 합니다. 허리에 통증이 옵니다. 주로 엉덩이와 허리뼈의 아래 정 중앙에 통증이 고정되어 있습니다.

[치료] : 신기(腎氣)를 돋우고 전립선 기능을 좋게 합니다. 성인 남자의 사정은 전립선과 깊은 관계가 있습니다. 전립선이 비대하면 소변이 잘 나오지 않거나 지나치게 자주 마렵게 됩니다. 소변 후에도 소변이 남아 있는 것 같아 기분이 좋지 않습니다. 주로 앉아 있는 시간이 길거나 뚱뚱하고 운동을 싫어하는 사람에게서 자주 볼 수 있는 현상입니다.

임맥과 족태음, 족태양에서 취혈을 하고 침으로는 보법을 씁니다. 뜸을 떠서 효과를 증진시킬 수 있습니다.

[취혈] : 기해(氣海) - 임맥(任脈)
　　　　　삼음교(三陰交) - 족태음비경(足太陰脾經)
　　　　　신수(腎兪) - 족태양방광경(足太陽膀胱經)
　　　　　지실(志室) - 족태양방광경(足太陽膀胱經)

삼음교는 간(肝), 비(脾), 신(腎)의 경맥이 관통하는 요혈이며 활정(滑精)과 허화(虛火)를 다스립니다.

기해(氣海), 신수(腎兪), 지실(志室)혈은 기력을 왕성하게 하는 경혈입니다. 혼자서도 손바닥으로 문질러 열을 내는 동작을 5분 정도 지속합니다. 너무 세게 누르지 말고 가볍게 문질러줍니다. 위에서 아래로만 문지릅니다.

③ 양기부족

[증상] : 음경이 위축되고 잘 발기되지 않습니다. 여성을 성욕의 대상으로 느끼면서도 성기능이 원활하지 못한

경우입니다. 여성 자체를 성의 대상으로 인식하지 못하여 발기가 일어나지 않는 현상과는 다릅니다. 여성에게서 성욕을 느끼지 못하는 증세를 보이면 간 기능의 이상과 정신질환을 의심할 수 있습니다. 사실상 남성과 여성은 다 같은 육체를 지닌 동물(?)에 지나지 않을 수도 있습니다.

내 것이니 네 것이니 해도 먹는 음식도 아니요, 소유할 수 있는 물건도 애완 동물도 아닙니다. 그러나 우리의 유전인자 속에는 이성을 보면 성욕을 느끼라고 기록되어 있습니다.

이 유전자가 망가지면 동성을 보고 성욕을 느끼거나 자신의 성을 역으로 느끼는 일도 생깁니다. 이런 기괴한 일은 조상 탓(?)일 수도 있습니다.

유전자의 잘못이기 때문입니다. 전혀 생각이 없고 발기도 되지 않는다면 그대로 살면 그만입니다. 그런데 생각은 굴뚝같은데 그놈이 말을 듣지 않거나 반응을 보이지 않거나 반응을 보여도 시원찮으면 정말 불쌍한 인간이 됩니다. 자신의 의지대로 조절할 수 없는 현상들은 거의 양기부족입니다.

도대체 어느 정도가 양기 왕성하고, 정력 충만한지는 규정도 한계도 정해 있지 않습니다. 상대 여성이 만족하고 자기 자신이 만족하면 정상입니다. 상대에 따라서는 한없이 요구를 할 수도 있고, 극히 짧은 시간으로도 만족할 수 있습니다. 따라서 성관계의 지속 시간이 양기부족인가 충만 인가를 가르는 기준이 될 수는 없습니다.

[치료] : 신기(腎氣)를 보(補)하고, 족소음, 족태음, 임맥, 독맥, 배수혈에서 취혈합니다. 뜸을 뜰 수 있습니다. 침으로 시술할 때는 보법(補法)을 씁니다.
[취혈] : 신수(腎兪) - 족태양방광경(足太陽膀胱經)
명문(命門) - 독맥(督脈)
삼음교(三陰交) - 족태양비경(足太陽脾經)
관원(關元) - 임맥(任脈)
태계(太溪) - 족소음신경(足少陰腎經)
백회(百會) - 독맥(督脈)

신수와 명문, 삼음교, 태계를 취하여 신기(腎氣)를 양성하고 양기를 강화합니다. 관원과 백회에 뜸을 뜨면 양기를 강화 할 수 있습니다.

허리의 힘을 강화하기 위해 복근 운동과 달리기를 합니다. 그리고 흔히 참공(站功)이라는 수련을 합니다. 의자에 바른 자세로 앉아 그 자세 그대로 의자를 빼고 공간에서 자세를 유지합니다. 손바닥을 아래로 향해 자연스럽게 팔을 듭니다.

아침저녁으로 5분 정도 유지하면 충분한 수련이 됩니다. 가능하면 진식태극권을 수련하기를 권합니다. 2로 노가식의 수련은 5분 정도 소요됩니다. 하루 10회를 기준으로 수련합니다. 1개월이 지나면 효과를 직접 느낄 수 있습니다. 제대로 된 무술 수련은 그 어떤 보약보다도 효능이 강력합니다.

최고의 기력과 최고의 건강법은 거의 모두 무술의 수련체계에서 비롯되었습니다. 그래서 무의동본(武醫同本)이라 합니다.

(20) 폐경

 정상적인 여성이라면 일정 나이가 되면 누구나 폐경이 됩니다. 이는 극히 정상적인 현상이며 인간의 생로병사의 한 과정을 진행하고 있는 것입니다. 골다공증이 심하지 않다면 여성홀몬을 투여하여 억지로 생리를 연장시킬 필요는 없습니다. 생리 여부에 따라 젊음이나 여성미를 가름하는 것이 아니기 때문입니다. 인간의 자연 현상을 억지로 거슬리면 득보다 손실이 많게됩니다.

 여기에서 논하는 폐경은 늙어서 폐경이 되는 것이 아니라 젊은 여성에게서 갑자기 생리가 없어지는 현상입니다. 혈액순환에 문제가 있거나 난소 기능에 이상이 있는 경우가 대부분입니다. 여성의 생리는 홀몬에 의해 조절됩니다. 홀몬은 간(肝), 비(脾), 신(腎)의 기능에 따라 그 조절기능이 달라집니다. 여성의 아름다움은 복장이나 화장품으로 창조할 수 없습니다. 추운 겨울에 함부로 살을 내놓고 다니는 바보 같은 짓을 삼가는 것이 노년을 편안히 보낼 수 있는 방법입니다.

[증상] : 정신적 압박이 심하며 아랫배가 유난히 튀어나오는 느낌이 듭니다. 배 안에서 어떤 덩어리 같은 것이 잡히는 느낌도 듭니다. 혀가 보랏빛을 띠고 간혹 반점이 나타납니다.
맥이 깊이 가라앉고 손과 발이 마르고 건조해져 갈라지기도 합니다. 성기에서 악취가 나거나 분비물이 많이 흐릅니다.

[치료] : 간 기능을 향상시키고 경락의 소통을 원활히 하여 체온을 정상적으로 유지할 수 있게 합니다.

제3장 증상과 치료　　147

　　　임맥과 족궐음, 족태음에서 취혈합니다. 침을 시술할
　　　때는 사법을 씁니다.
[취혈] : 중극(中極) - 임맥(任脈)
　　　　혈해(血海) - 족태음비경(足太陰脾經)
　　　　삼음교(三陰交) - 족태음비경(足太陰脾經)
　　　　행간(行間) - 족궐음간경(足厥陰肝經)
　　　　합곡(合谷) - 수양명대장경(手陽明大腸經)

　중극(中極)과 혈해(血海)의 두 혈은 충맥과 임맥의 흐름을
조절하여 월경을 정상적으로 나오게 합니다. 삼음교(三陰交)
는 삼음경(三陰經)이 교차하는 곳입니다. 이 혈은 음경(陰經)
조절의 요혈입니다. 삼음교와 합곡을 배혈하여 음기(陰氣)의
흐름을 조절합니다.
　행간(行間)은 기혈의 흐름에 직접적인 영향을 주는 간 기능
을 좋게 합니다.

① 혈액의 고갈

[증상] : 혈액의 고갈이라 하여 피가 다 말라버린다는 뜻이
　　　　아니며 혈액이 모자라거나 영양결핍에 의한 빈혈을
　　　　말하는 것도 아닙니다.
　　　　영양이 제대로 공급되지 못하면 혈액 순환장애가
　　　　나타납니다. 사용기한(?)이 지난 피를 파괴하고 배
　　　　설하며 새로운 피를 생성하고 순환을 이뤄야 합니
　　　　다. 이런 기능은 간과 골수의 영향을 받습니다. 이
　　　　기능이 약화되면 혈액의 고갈이라 합니다.

얼굴이 야위고 누런빛이 돕니다. 어지럼을 느끼며 귀울림도 나타납니다. 무엇보다도 생리가 늦어지거나 아예 건너뜁니다. 맥에 힘이 없고 가늘게 느껴집니다.

[치료]: 소화 기능을 높이고 충맥과 임맥을 조절합니다. 임맥과 배수혈에서 취혈합니다. 침술에서는 보법을 씁니다.

[취혈]: 관원(關元) - 임맥(任脈)
간수(肝兪) - 족태양방광경(足太陽膀胱經)
신수(腎兪) - 족태양방광경(足太陽膀胱經)
비수(脾兪) - 족태양방광경(足太陽膀胱經)
족삼리(足三里) - 족양명위경(足陽明胃經)
삼음교(三陰交) - 족태음비경(足太陰脾經)

비수(脾兪)와 족삼리를 배혈하여 소화기능을 높이며 혈액 생성 능력을 향상시킵니다.

관원과 신수로 신기(腎氣)를 보(補)하며 간수(肝兪)와 삼음교로 조혈 기능을 좋게 합니다.

폐경이 되면 심리적으로 불안감을 느낍니다. 그러나 이미 아이를 다 낳은 여성이라면 생리가 없다해도 불안을 느낄 필요는 없습니다. 골반 주위와 아랫배의 좌우 그리고 성기 위쪽의 살을 부드럽게 마찰시킵니다. 무릎 아래의 다리를 따뜻하게 하고 틈이 나는 대로 마찰합니다.

영양을 골고루 섭취하고 야채와 과일도 많이 섭취합니다. 적당한 운동도 필요합니다. 숙면을 취하고 정신적인 안정을 유지합니다. 남편의 보살핌이 필요합니다.

(21) 자궁출혈(崩漏)

붕(崩)은 자궁 출혈량이 많아 긴급한 상황이며, 루(漏)는 출혈량은 적지만 그치지 않고 지속되는 상태입니다. 정신적인 충격으로 비(脾)가 손상되었거나, 지나치게 심한 노동이나, 무리한 운동, 과다한 성교에 의해 나타날 수 있는 질병입니다. 상한(傷寒), 열기(熱氣), 자궁이나 난관의 상처, 질의 염증이나 상처에 의해서도 출혈이 있을 수 있습니다.

치료를 위해서는 허증(虛症)과 실증(實證)의 두 가지로 증상을 나눕니다.

① 허증(虛症)

[증상] : 옅은 붉은색을 띠는 출혈이 지속됩니다. 얼굴은 창백하고 피로를 많이 느낍니다. 평소 말하기를 싫어합니다.
아랫배가 차갑고 통증도 따릅니다. 항상 손과 발이 차게 느껴집니다. 따뜻한 것을 좋아합니다.
혀에 백태가 낍니다.
맥이 깊고 가늘게 촉진되면 기허(氣虛)와 양허(陽虛)의 증세입니다. 출혈의 양이 그다지 많지 않으며 선홍색을 보이고 어지럽고 귀울림이 있다면 음허(陰虛)의 증상입니다. 음허에는 열이 있고 식은땀이 흐르고 잠을 잘 이루지 못하고, 허리와 무릎에 무력감이 나타납니다.
혀에 태가 적으나 붉은 색을 띱니다. 맥이 가늘고 빠르면 음허의 상징입니다.

[치료] : 비기(脾氣)를 보하고 신양(腎陽)을 키웁니다. 침을 사용하면 보법(補法)을 씁니다. 뜸을 뜰 수 있습니다. 뜸으로 출혈을 멈추게 할 수 있으나 초보자는 열의 강도를 조절하기가 어렵습니다.

음허(陰虛) 증세에는 임맥(任脈)과 족소음(足少陰)에서 취혈하며 침을 사용하면 보법을 씁니다. 음허증에는 뜸을 뜨지 않습니다.

기허(氣虛), 양허(陽虛)

[취혈] : 관원(關元) - 임맥(任脈)
삼음교(三陰交) - 족태음비경(足太陰脾經)
신수(腎兪) - 족태양방광경(足太陽膀胱經)
태계(太溪) - 족소음신경(足少陰腎經)
기해(氣海) - 임맥(任脈)
족삼리(足三里) - 족양명위경(足陽明胃經)

음허(陰虛)

관원(關元) - 임맥(任脈)
삼음교(三陰交) - 족태음비경(足太陰脾經)
태충(太冲) - 족궐음간경(足厥陰肝經)
조해(照海) - 족소음신경(足少陰腎經)
음곡(陰谷) - 족소음신경(足少陰腎經)
신수(腎兪) - 족태양방광경(足太陽膀胱經)

관원, 삼음교, 족삼리를 배혈하여 기력을 돋우고, 비(脾)를 튼튼히 하여 충맥과 임맥의 기능을 강화합니다.

비(脾)라는 것은 사실상 소화액을 분비하는 기관에 지나지 않습니다. 그런데 동양의학에서는 고대로부터《황정경(黃庭經)》등의 서적에서 비(脾)를 인체의 중간부위로 여겼던 기록이 남아 있습니다. 비(脾)는 비궁(脾宮)이라고도 하는데, 현대 서의학의 위와 간 기능의 일부 그리고 담 기능, 지라의 기능까지를 포함하여 비기(脾氣)라고 합니다. 소화와 영양물질의 저장 기능을 비(脾)와 연관시키고 있다는 것을 기억하기 바랍니다.

치료에서는 현대의학의 이론이나 해부학적인 근거와 전혀 동떨어진 이론을 접하게 됩니다. 옛 의서에 그렇게 쓰여 있으니 이것은 불변의 명약이요, 특효방이라 생각하면 자기 자신이 얼마나 어리석은 사람인가를 되돌아보아야 할 것입니다. 동의보감이나 상한론이나 침구대성이나 그 어떤 것도 완벽한 책이라 할 수 없습니다. 맹신에 의한 치료는 큰 우를 범할 것입니다.

서양의학의 이론과 동양의학의 이론을 가리지 말고 모두 공부하는 자세도 필요합니다. 의자(醫者)라면 해부학과 경락학 정도의 기초 지식을 갖추는 것은 일종의 의무로 여길 일입니다. 뼈가 어떻게 위치하며 혈관이 어떻게 지나며 각 기관이 어떤 구실을 하는지도 모르면서 음양 오행 팔괘만 중얼거리면 진정한 치료와는 거리가 점차 멀어질 것입니다.

② 실증(實證)

[증상] : 출혈량이 많고 혈색이 짙고 검습니다. 분비물이 많이 나오며 냄새가 납니다. 음부가 가렵고 통증도 있습니다. 출혈 중 덩어리가 나오기도 합니다. 덩어리가 배출된 후 통증이 감소합니다. 혀가 붉고 황태가 낍니다. 맥이 빠른 편이며 깊이 가라앉고 조급함이 촉진됩니다.

[치료] : 어혈을 풀고 기의 흐름을 원활하게 합니다. 임맥, 족궐음, 족태음에서 취혈합니다. 침으로는 사법(瀉法)을 씁니다.

[취혈] : 기해(氣海) - 임맥(任脈)
　　　　은백(隱白) - 족태음비경(足太陰脾經)
　　　　혈해(血海) - 족태음간경(足太陰肝經)
　　　　행간(行間) - 족궐음간경(足厥陰肝經)
　　　　수천(水泉) - 족소음신경(足少陰腎經) - 혈열(血熱)이 있을 때 추가
　　　　중극(中極) - 임맥(任脈) - 습열(濕熱)에 추가
　　　　음릉천(陰陵泉) - 족태음간경(足太陰肝經) - 습열(濕熱)에 추가

　충맥과 임맥을 조절하여 지혈(止血)을 유도합니다. 기해(氣海)와 삼음교(三陰交)를 배혈하여 혈행이 제멋대로 되는 것을 방지합니다. 여기서의 혈행은 동정맥의 피의 흐름을 뜻하지 않습니다. 전신의 혈액 분포를 의미합니다.
　은백(隱白)은 비경의 정혈(井穴)이며 자궁출혈을 정지시키는

효험이 있습니다. 혈해와 수천은 열을 내려 지혈작용을 돕고 행간(行間)은 간 기능을 좋게 합니다.
 중극과 음릉천은 하초의 습열을 다스릴 때 자주 활용됩니다.

(22) 대하(帶下)

 남성이나 당사자인 여성이나 대하라는 단어만 들어도 불쾌하고 기분 나쁜 느낌을 갖게됩니다. 여성의 음도(陰道)에서 정상적인 분비물이 아닌 더러운 액체가 흐르는 것을 대하라 합니다. 이는 대맥(帶脈)과 깊은 연관이 있어 대하라 칭합니다.

① 기혈허약(氣血虛弱)

[증상] : 분비물이 담황색을 띠며 냄새가 거의 없으나 끊이지 않고 계속 흐릅니다. 얼굴이 누렇고 마른 체격입니다.
정신력이 약하고 평소 허리가 늘 무거운 느낌을 갖게됩니다. 음식을 적게 먹습니다. 혀에 백태가 끼고 맥이 깊고 가늘게 촉진됩니다.
[치료] : 기혈을 보하는 방법이 우선입니다. 임맥과 대맥, 족태음, 족소음에서 취혈합니다. 침으로는 보법을 씁니다. 뜸도 뜰 수 있습니다.
[취혈] : 기해(氣海) - 임맥(任脈)
　　　　대맥(帶脈) - 족소양담경(足少陽膽經)
　　　　삼음교(三陰交) - 족태양비경(足太陽脾經)

족삼리(足三里) - 족양명위경(足陽明胃經)
신수(腎兪) - 족태양방광경(足太陽膀胱經)
조해(照海) - 족소음신경(足少陰腎經)

② 습열(濕熱)

[증상] : 우유처럼 뿌옇게 흐르고 황록색의 농(膿)이 나오기도 합니다. 혈흔도 보입니다. 악취가 지독하게 나고 가려움이 심합니다.
입이 쓰고 목이 건조합니다. 아랫배에 통증이 옵니다. 소변량이 적고 소변이 붉은색을 띱니다.
혀가 붉게 충혈 되어있고 황태가 낍니다. 맥이 매끄럽고 빠릅니다.
[치료] : 해열을 합니다. 대맥혈과 임맥, 족태음에서 취혈합니다. 족궐음을 보조로 취합니다.
[취혈] : 대맥(帶脈) - 족소양담경(足少陽膽經)
중극(中極) - 임맥(任脈)
음릉천(陰陵泉) - 족태음비경(足太陰脾經)
차료(次髎) - 족태양방광경(足太陽膀胱經)
행간(行間) - 족궐음간경(足厥陰肝經)

옆으로 눕혀 11늑골 아래와 배꼽을 이은 점에서 대맥혈을 취합니다. 월경에 이상이 있거나 질염, 허리와 옆구리의 통증 등 여성과 관계된 질병에 두루 쓰입니다. 침으로는 1촌(寸) 이하를 직자(直刺)합니다. 뜸을 뜰 수 있으나 간접구(間接灸)가 바람직합니다.

대맥과 중극, 차료는 하초의 습열을 제거하는 효능이 있습니다.
행간은 열을 제거하고 몸 안의 독을 풀어줍니다. 음릉천은 열을 내리고 습(濕)을 제거하여 대하 치료에 많이 쓰입니다.

(23) 임신 구토증

대체로 위기(胃氣)가 허약하여 생기는 증상입니다. 임신을 하면 자궁이 팽창하여 태기(胎氣)가 위로 치솟아 위를 자극하기 때문입니다.

[증상] : 임신 후 1~2개월이 지나면 구역질이 나고 음식을 먹으면 토하거나, 음식 냄새를 맡으면 토하게 됩니다. 체한 것처럼 가슴이 답답하고 어지러우며 눈이 침침해집니다. 팔과 다리에 심한 피로를 느낍니다. 혀에 황태가 끼고 맥이 매끄럽습니다.
[치료] : 위 기능을 강화하여 구토를 멈춥니다. 족양명과 수궐음에서 취혈합니다.
[취혈] : 족삼리(足三里) - 족양명위경(足陽明胃經)
　　　　내관(內關) - 수궐음심포경(水厥陰心包經)
　　　　상완(上脘) - 임맥(任脈)

족삼리는 위 기능의 이상을 치료할 때 자주 사용됩니다. 내관(內關)을 택하여 가슴의 통증을 없애며 태(胎)를 안정시켜 구토를 멈춥니다. 상완(上脘)은 가슴 답답함을 해소시킵니다. 임신 구토증을 멈추기 위해 약을 복용하면 태아에게 해를 줍니다. 침의 사용을 절제합니다. 유산될 수도 있습니다.

(24) 유소(乳少)

아이를 낳은 여성이 젖이 부족하다면 기혈의 허약입니다. 분만시에 출혈이 많은 여성이라면 젖이 적게 나올 수 있습니다. 간 기능이 정상적이지 못하면 유즙의 분비가 어렵습니다.

① 기혈허약(氣血虛弱)

[증상] : 젖이 모자라거나 아주 나오지 않는 경우도 있습니다. 아이를 갖은 뒤에도 유방이 커지지 않으며 얼굴에 화색이 돌지 않습니다.
정신적인 피로를 느끼고 음식도 적게 섭취합니다. 때로 가슴이 두근거리고 혀에 약간의 태(苔)가 끼며 맥이 가늘게 촉진됩니다.
[치료] : 기혈의 유통이 활발하게 되도록 족양명(足陽明)에서 취혈합니다. 침으로는 보법을 씁니다. 뜸을 뜹니다.
[취혈] : 전중(膻中) - 임맥(任脈)
　　　　유근(乳根) - 족양명위경(足陽明胃經)
　　　　족삼리(足三里) - 족양명위경(足陽明胃經)
　　　　비수(脾兪) - 족태양방광경(足太陽膀胱經)

비수(脾兪)와 족삼리(足三里)는 비(脾) 위(胃)를 튼튼히 하여 기(氣)를 더하여 혈행을 좋게 합니다.
유근(乳根)은 위기(胃氣)를 조절하여 젖을 잘 나오게 합니다. 그러나 유근은 중요한 급소이므로 함부로 다루면 위험합니다. 전중(膻中)을 비비거나 따뜻하게 찜질하면 젖이 잘 나옵니다.

② 간 기능 이상에 의한 유즙감소

[증상] : 유방은 팽창하나 젖이 잘 나오지 않고 통증이 있습니다. 정신적으로 불안정하고 가슴과 옆구리에 통증이 생깁니다. 혀에 엷은 태가 끼고 맥이 팽창합니다.
[치료] : 간 기능을 정상화시켜 젖을 잘 나오게 합니다.
수족궐음(手足厥陰)에서 취혈하며 침을 사용할 때는 사법(瀉法)을 씁니다.
[취혈] : 전중(膻中) - 임맥(任脈)
유근(乳根) - 족양명위경(足陽明胃經)
소택(少澤) - 수태양소장경(手太陽小腸經)
내관(內關) - 수궐음심포경(手厥陰心包經)
행간(行間) - 족궐음간경(足厥陰肝經)

소택(少澤)은 젖이 잘 나오게 하고, 내관(內關)과 행간(行間)은 기의 소통을 도와 젖을 잘 나오게 합니다. 주로 사법을 씁니다.

젖이 잘 나오지 않을 때 돌팔이들의 말에 따라 이상한 약을 다려먹거나 돼지 발을 삶아 먹는 일도 흔히 볼 수 있습니다. 그렇다고 젖이 잘 나올 리 없습니다. 또 최유제라는 약을 투여하는 사람도 있습니다. 젖도 중요하지만 그 젖을 아기가 먹는 것이라는 생각을 먼저 합니다. 자신이 섭취한 약물이 어린 생명에게 그대로 전해진다는 생각을 잊지 맙시다.

따뜻한 수건으로 깨끗이 닦고 부드럽게 문지릅니다. 함부로 누르거나 침이나 뜸을 조심해야 합니다.

지압이나 퇴나는 재미로, 장난으로, 이곳 저곳을 연습삼아 시술하면 안됩니다. 경락과 경혈은 신체 각 부위에 일정한 영향력을 행사하고 있습니다. 어떤 경우 특별히 이상한 타격을 가하지 않아도 사망하는 어처구니없는 일이 벌어지기도 합니다. 이런 현상은 자신도 모르게 급소에 타격을 가한 때문입니다. 이런 급소가 바로 경혈입니다.

경혈에는 사혈(死穴 - 죽음에 이름), 아혈(啞穴 - 말을 못하게 됨), 훈혈(暈穴 - 현기증으로 쓰러짐), 마혈(麻穴 - 심한 저림과 통증) 등 위험한 곳도 있습니다.

지압을 처음 대하는 사람은 부작용이 없을 것이라는 생각을 버려야 합니다. 누르고 문지르고 주무르며 환자에게 어떤 이상한 자극이 생기지 않도록 특별한 주의를 해야 합니다.

치료를 하는 것이지 애무를 하는 것이 아니기 때문입니다. 하복부나 허벅지, 유방 부위는 환자의 동의를 얻은 뒤 시술에 임합니다.

수법을 너무 강하게 쓰면 피부가 손상될 수 있습니다. 소독된 천을 사용하면 피부의 손상을 막을 수 있고 환자에게도 신뢰감을 줄 수 있습니다.

아기에게 시술을 할 때 200회 또는 300회의 많은 마찰을 필요로 하면 아기용 크림이나 아기용 분을 손끝에 묻히고 피부가 자극되지 않게 주의합니다. 아기에게 소독천을 쓰려면 등이나 복부 등 약간 넓은 곳에 한해 쓸 수밖에 없습니다.

아기를 어른과 같은 강도로 시술하면 모세 혈관이나 정맥이 터져 피하 출혈이 일어날 수 있습니다. 아기 다루듯이 라는 말이 있듯 정말로 조심성 있게 다뤄야 합니다.

제 4 장 어린이 지압

성인의 질병과 어린이의 질병치료는 다릅니다. 경혈의 위치와 명칭, 수법도 다릅니다.
어린이의 질병을 진단하고 치료하는 방법을 공부합니다.

어린이의 지압요법

어린이를 위한 소아 퇴나(推拿)를 배웁니다.
어린이의 질병 증세를 진단하는 법과 실제 치료 수법을 공부합니다.

예로부터 엄마손이 약손이라 하며 어린이의 질병에는 문지르고 주물러주는 가정 민간 요법이 전하고 있었습니다.

이런 치료는 어떤 체계적인 의술이라 할 수는 없지만 오랜 경험으로부터 터득된 방법일 수 있습니다.

(1) 소아의 질병과 진단

어린이는 환경에 대한 적응 능력이 부족하여 계절 변화에 따른 기후 변화에도 질병이 발생할 수 있습니다. 선천적으로 저항력이 약하다면 더 많은 종류의 질병에 시달릴 것입니다.

음식을 섭취해도 충분한 소화능력을 갖추지 못했기에 소화기 계통의 질병도 쉽게 나타납니다. 세상의 모든 일이 두려움의 대상이고 호기심의 대상이 되어 때로는 정신적인 충격도 받을 수 있습니다. 정신적인 충격이 오면 성인의 스트레스에 의한 질병과 같이 많은 종류의 질병으로 발전할 수도 있습니다.

어른의 질병을 진단함에 있어서도 같은 질병이라 해도 그 원인과 증세를 판별하는 방법이 다릅니다. 더욱 어린 아이들의 질병을 진단하려면 신중한 관찰이 필요합니다.

저항력과 체력이 약한 어린이를 오진한다면 생명을 위협할 수도 있을 것입니다. 어린이를 대할 때는 실수가 용납되지 않습니다. 확실히 판단하지 못할 경우라면 함부로 시술하지 맙시다. 구토나 설사도 신체 각 부위에 나타나는 증상이 서로 다릅니다. 증상을 관찰하여 치료하는 것이 동양적인 방법의 하나이고, 그 원인이 무엇일까 파악하여 치료하려는 것이 서의학의 기본입니다. 그러나 지압과 퇴나에서는 서로 다른 질병이라 할지라도 병의 원인이나 증상이 서로 같다면 비슷한 방법으로 치료합니다.

어린이의 질병을 파악하는 독특한 방법이 많이 있습니다. 3세 이하의 어린이의 손가락 혈관을 관찰하여 질병의 진행 정도를 알 수 있습니다.

둘째손가락을 펴, 안쪽에서 피하정맥을 찾습니다. 엄마가 어린이의 얼굴을 마주보고 왼손으로 아기의 둘째손가락을 잡습니다. 손가락을 아기 방향으로 밀면서 정맥의 색과 나타난 길이를 봅니다.

아기가 정상이라면 엷은 홍색을 띠고, 질병에 걸렸거나 신체 어느 곳에 이상이 생기면 피하정맥의 색이 바뀝니다. 감기 초기에는 더욱 붉은색을 보이고 열이 심하면 보랏빛을 띱니다.

아기의 경기가 심하면 푸른 보랏빛을 보입니다. 손가락에 피하정맥이 거의 나타나지 않는다면 체력이 약해졌거나 질병 후 건강이 아직 회복되지 않은 상태입니다.

둘째손가락 첫마디를 풍관(風關), 둘째를 기관(氣關), 셋째를 명관(命關)이라 합니다.

피하정맥의 길이가 명관을 지나고 손가락 손톱 근처에까지 이어진다면 질병이 악화되어 위험한 상태입니다. 그러나 이런 방법이 모든 어린이에게 공식처럼 적용되지는 않습니다.

평소 우리 아기의 손가락을 유심히 보면서 어떤 변화가 일어나면 그때의 건강 정도를 기억해 둡시다.

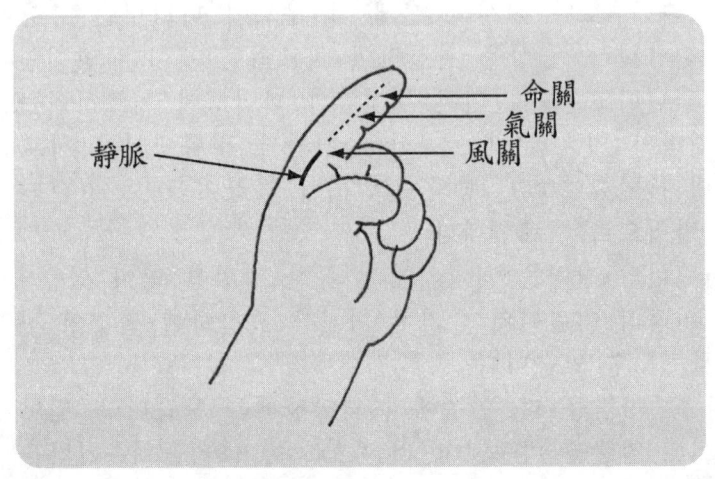

(2) 어린이에게 사용하는 수법

 아이에게 많이 사용하는 수법으로는 엄지를 이용한 퇴법(推法)을 들 수 있습니다. 눌러 미는 이 방법은 엄지를 앞으로 밀기, 둘째 셋째손가락으로 밀기, 엄지를 돌려 밀기, 양손의 엄지로 좌우 벌려 밀기 등 여러 방법으로 나뉩니다.
 옛날 파즙과 생강즙을 묻혀서 퇴나를 시술했다고도 하는데 아기 피부에 자극이 심할까 걱정되어 권하고 싶지 않습니다.
 감기나 몸살 증세를 보이는 어느 정도 큰 아이라면 시도해 보고 피부에 과민 반응이 나타나지 않는다면 이 방법을 택해도 될 것입니다.
 일정한 박자감을 유지하면서 균일하고 부드럽게 움직입니다. 1분에 200회 정도의 속도로 시술합니다. 아이의 나이에 맞춰 세기를 조절하여 피부가 상하지 않도록 주의합니다.
 거친 어른의 피부를 대하듯 마구 누르고 문지르면 혈관을 상할 수도 있습니다. 주의 바랍니다.

제4장 어린이 지압   **163**

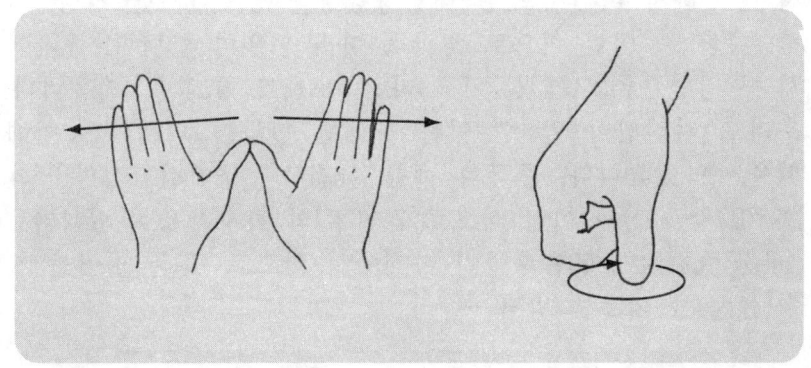

　이마의 중간에서 양옆으로 눌러 문지를 때는 두 손의 엄지를 씁니다. 옆으로 벌려 나갈 때만 힘을 넣고 다시 제자리로 돌아 올 때는 힘을 넣지 않습니다.
　엄지를 돌려 문지를 때는 실제로 엄지의 지문부를 돌리지 말고 손목을 돌리며 피부의 안쪽에서만 돌려지게 합니다.
　환자의 피부와 시술자의 엄지는 거의 고정 위치에 둡니다. 그러나 피하에서는 작은 원이 그려집니다.
　눌러 미는 동작은 목욕할 때를 미는 동작처럼 피부를 밀면 안됩니다. 피하에 압력이 침투되도록 합니다. 너무 넓고 긴 부위를 한번에 시술하지 말고 일정 부위의 경혈을 시술한 뒤 다른 경혈을 시술합니다. 앞서 설명한 보법과 사법의 원칙에 따라 차례차례 진행합니다.
　위경을 누르다 방광경을 누르다 비경을 누르다 생각나는 대로 두서 없이 시술하면 건강에 해롭습니다. 경락의 흐름을 쫒아 치료를 하는 방법이 지압과 퇴나이므로 경락학에 관심을 갖고 공부해야 합니다. 기혈(奇穴) 이외의 혈은 대부분 좌우 대칭을 이루고 있어 기억하기 쉽습니다.
　손의 경혈을 외우고 발의 경혈을 외우고 부분 부분을 나눠서 공부하지 마십시오. 족태양방광경을 공부한다면 정명, 찬죽, 미충 … 이런 식으로 경락을 따라 외워야 합니다. 중국에서는 경혈분촌가(經穴分寸歌)라는 노래로 67혈을 외웁니다. 우리도 자신만이 알 수 있는 노래를 만들어 외운다면 쉽게 외울 수 있습니다. 중국의 예를 들면 … 구간십담십일비(九肝十膽十一脾)… 이런 식으로 7자(字)의 박자감을 살립니다.
 구간(九肝)은 제9흉추돌기 아래에서 옆으로 1.5촌 떨어진 간수(肝兪)를 외우는 방법 …

 누르며 미는 방법을 퇴(推)라하고, 눌러 문지르는 방법도 유(揉)라 합니다. 한자로 표기하면 구분을 쉽게 할 수 있으나 우리에게는 오히려 더 어려울 것 같아 억지로 우리말을 만들어 적고 있으니 여러분의 양해를 구합니다. 유(揉)는 문지르는 것도 아니고 반죽하듯 주무르는 것도 아닙니다. 엄지나 다른 손가락 또는 수도(手刀) 부위를 대고 문지릅니다. 비비는 것도 아니고 뭉개는 것도 아니고 뭐라 표현이 어렵습니다.
 두 손의 수도를 대고 손목을 흔들어 둘이 비비듯 문지른다? 바로 이런 느낌의 동작입니다. 힘을 많이 가하지 않고 1분에 250회쯤 속도를 냅니다.

 일정부위를 둥글게 문지르면 유법이라 하지 않고 마법(摩法)이라 합니다. 주로 등이나 배를 문지릅니다. 1분 120회를 기준으로 삼습니다.
 엄마가 아이의 배를 쓰다듬으며 "내 손이 약손이다." 이렇게 해 오던 우리의 엄마손은 마법(摩法)의 일종입니다. 유(揉)와 마(摩)는 명확하게 구분되어야 할 기법이 아니므로 자연스레 혼합 기법이 됩니다.

제4장 어린이 지압   **165**

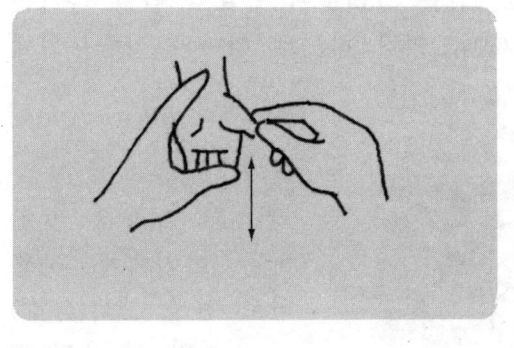

아기 손의 크기가 작기 때문에 정확한 수법을 쓰지 못할 경우도 많습니다.
그러나 충분한 자극이 전달되므로 염려할 필요는 없습니다.

엄지 부위의 경혈은 그림처럼 두 손으로 자극을 주고 손바닥과 손가락 부위의 경혈은 엄지 지문부로 자극합니다.

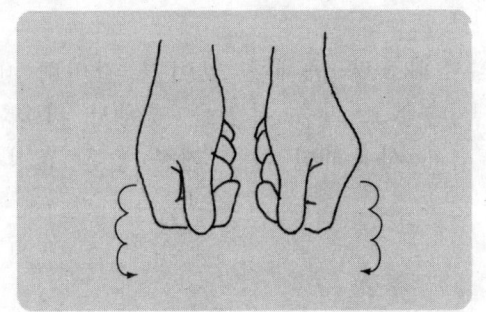

손가락을 세워서 찌르듯 시술하는 방법을 점(点)이라 합니다. 자극의 강도가 셉니다.
급성의 통증을 완화시킬 때 활용합니다.

엄지와 둘째손가락으로 피부를 들어 잡는 방법도 쓰입니다. 꼬집는 것처럼 보이는데 통증이 없는 정도를 유지합니다. 등 부위에 주로 사용되는데 피부를 잡아당기듯 앞으로 나갑니다.
아기의 등과 복부에 이 수법을 쓰면 피로를 쉽게 풀어줄 수 있습니다. 이 동작을 날법(捏法)이라 합니다.
두 손으로 앞을 향해 기어(?) 나갑니다.

엄지와 둘째손가락으로 원을 그리듯이 앞으로 밀고 나가는 방법도 있습니다. 운법(運法)이라 하는데 이마와 가슴부위에 주로 사용됩니다.

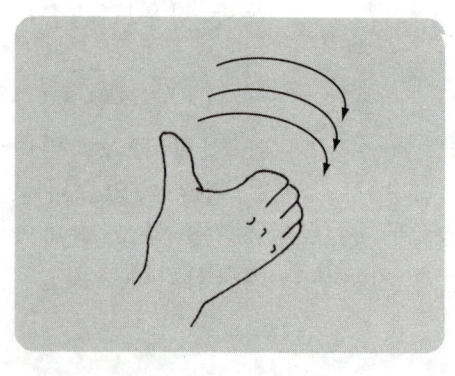

감기로 두통을 호소하는 아기에게 눈썹 바로 위를 분퇴(分推)의 일종인 이 운법(運法)을 시술하면 좋습니다. 이마 전체를 중앙에서 밖을 향해 반복하여 밀어 나가면 통증이 줄어듭니다.

소화불량 증세를 보이면 갈비뼈 바로 아래를 이 수법으로 시술하고 가슴 부위를 옆에서 시술합니다. 등이나 허리에 가볍게 사용하면 아주 기분 좋은 표정을 짓습니다.

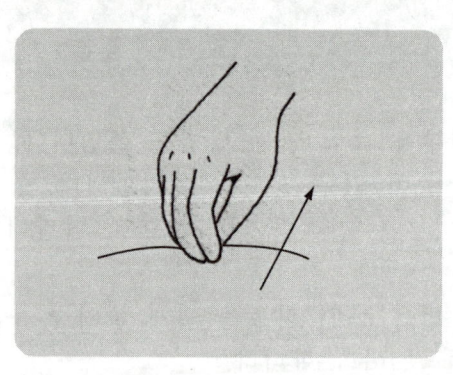

손가락으로 일정한 혈위를 잡고 꼬집듯이 위로 당기는 수법을 나법(拿法)이라 합니다. 목 뒤와 같이 잡기 편한 곳을 시술할 때는 손가락을 넓게 벌립니다. 갑자기 큰 힘을 주지말고 천천히 잡아당깁니다.

(3) 주의 사항

지압요법을 시술하며 주의할 사항은 환자의 상태에 따라 다릅니다. 질병의 종류나 신체적인 요건을 관찰하여 상식적인 범위 내에서 판단합니다.

1. 시술자의 손을 소독하고, 손톱도 짧게 자릅니다.
2. 시술 전 따뜻한 물에 손을 넣어 체온을 높입니다.
3. 피부병이 있으면 시술하지 않습니다.
4. 가벼운 옷을 입거나 옷을 벗어야 하므로 실내 온도를 높이고, 편안한 복장을 합니다.
5. 젖을 먹은 뒤 시술하면 쉽게 토할 수 있어 식전에 시술합니다.
6. 매끄럽게 오일 종류를 사용할 수 있으나 자극이 있는지 확인합니다.
7. 지압요법의 시술 시간을 사전에 결정합니다. 수법에서 설명한 횟수는 6개월 이상 5세 이하에 적용할 수 있습니다. 상태에 따라 가감합니다.
8. 위에서 아래로, 머리 → 얼굴 → 팔 → 가슴 → 배 → 등 → 허리 →다리로 진행합니다. 보법과 사법에 따라 조절할 수 있습니다. 가능하면 아기의 기분이 좋은 시간을 택합니다.
9. 체격의 크고 작음에 따라 취혈을 정확히 합니다.
10. 여유 있고 느리게 시작합니다.
12. 시술 후 바로 목욕하지 않아야 합니다.
13. 급성이라면 하루에 여러 번 치료할 수도 있습니다. 만성은 하루 3회 이하로 7일 동안 치료하고 3일을 쉽니다.
14. 기타의 주의사항은 성인에 준합니다.
15. 통증을 느끼지 않도록 가볍게 시술합니다.

(4) 소아의 상용혈

어린이의 혈위는 성인과 다릅니다. 성인에게는 사용하지 않는 혈위도 있습니다. 어린이의 경혈은 머리, 얼굴, 팔과 다리에 집중되어 있습니다.

실제 치료 처방에서는 "안백회(按百會)", "선퇴비경(旋推脾經)" 등으로 경혈과 치료 수법을 합해 한 단어처럼 부릅니다.

신체의 크고 작음에 의해 경락의 위치를 달리 정합니다. 손가락의 길이나 팔의 길이에 따라 같은 1촌이라 하여도 실제의 길이는 다릅니다.

아이의 1촌과 어른의 1촌이 다르지만 각자의 신체 비례에 따라 배분하면 같게 됩니다. 수학적인 이론으로 이해할 수 없는 길이의 계산법이지만 바꾸어 생각하면 매우 현명한 판단일 수 있습니다.

경혈을 정확하게 취하는 것이 치료를 성공으로 이끄는지 실패로 이끄는지의 갈림이 되기도 합니다.

합곡과 족삼리를 취해야 할 경우에 정확한 취혈이 되지 못하면 효과를 얻지 못합니다. 정확한 취혈이 되면 빠른 효과를 냅니다.

보법이나 사법의 구현 방법도 한 두 가지가 아니라서 언제 어떻게 적용시킬 것인지 결정하기 어렵습니다. 지압에서는 보법과 사법을 정확하게 나누어 시술하기가 아주 어렵습니다. 열이 심한 환자에게 보법을 시술하면 열이 더 오릅니다. 이는 분명한 임상의 결과입니다. 침술에서와 같이 자유자재로 적용할 수는 없다해도 경락의 방향에 의한 보사법 정도는 숙달해야 할 것입니다.

취혈법을 전문적으로 공부하려면 침구서적을 하시기 바랍니다.

제4장 어린이 지압   **169**

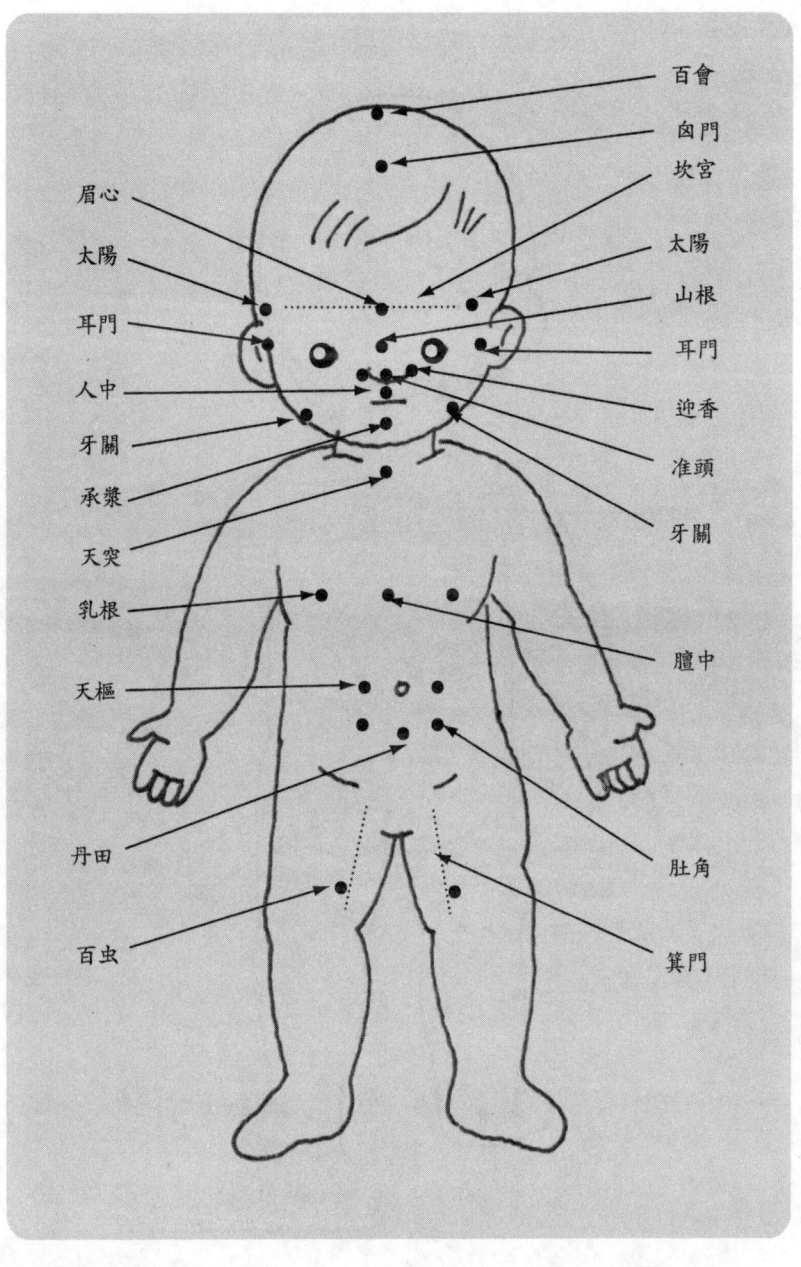

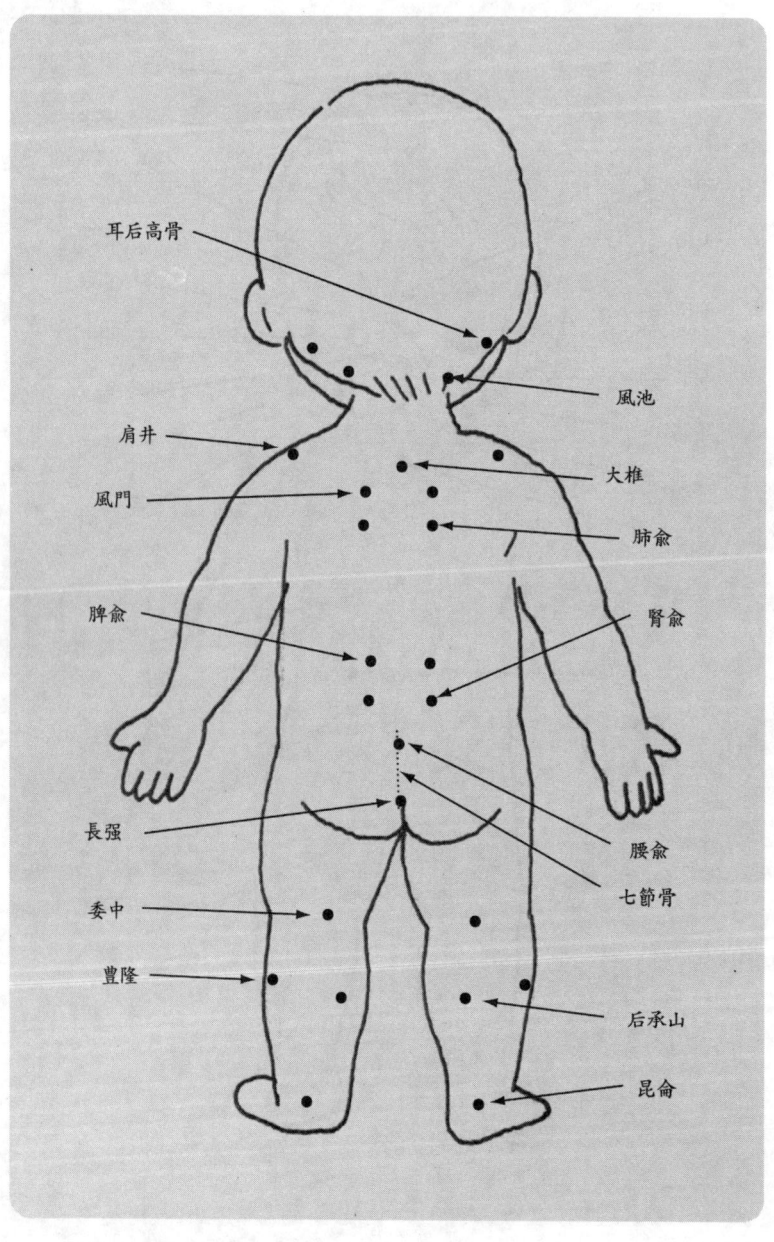

제4장 어린이 지압   **171**

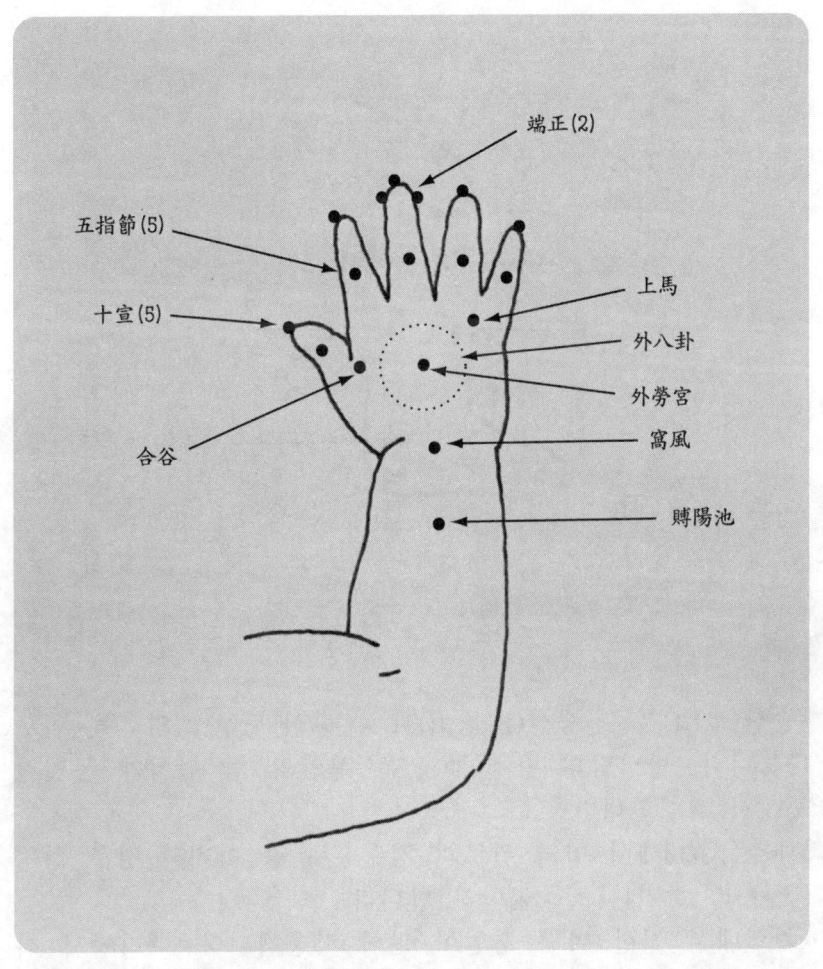

　십선(十宣)은 손가락 끝에 위치하여 모두 10개입니다. 오지절(五指節)은 각 손가락마다 모두10개, 단정(端正)은 2개씩 모두 4개, 외팔괘(外八卦)는 하나의 경혈이 아니라 외노궁(外勞宮)의 주변입니다.
　어린이의 요수(腰兪)는 허리의 양쪽에서 정하기도 합니다.

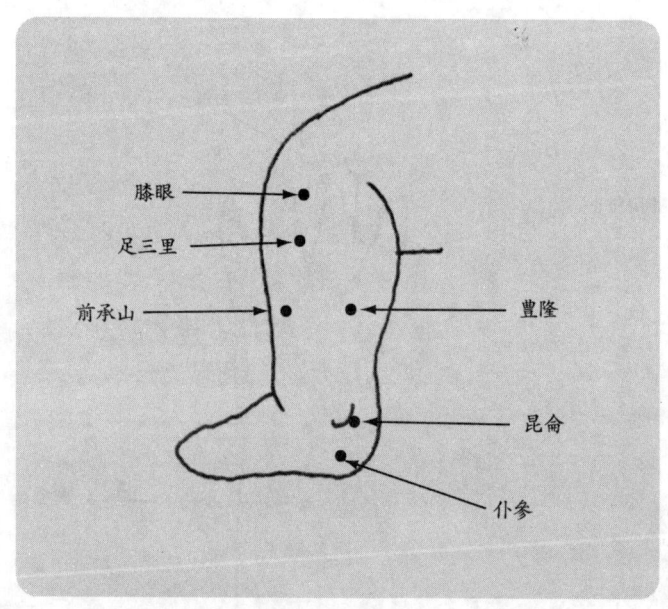

　승산(承山)은 전승산(前承山)과 후승산(后承山)의 두 혈로 나눕니다. 발바닥의 용천(涌泉)은 성인의 혈 위치와 동일한 곳에서 취혈합니다.
　대추(大椎)에서 머리 위로의 경추 부분을 아기의 경우 천주(天柱)라 하거나 천주골이라 합니다.
　기혈에서 정한 여러 경혈이 많이 사용됩니다. 다리에서 취혈을 하기는 아주 어렵습니다. 근육과 뼈가 성인과 달리 확실히 구분되지 못하기 때문입니다.
　취혈이 정확하지 못하면 점(点)으로 시술하지 말고 안법(按法)과 유법(揉法), 또는 퇴법(推法)으로 시술합니다. 그래도 할 수 없다고 생각되면 손바닥으로 가볍게 문지릅니다.
　열을 내리려면 모세혈관 쪽에서 굵은 혈관 방향으로 시술하고 추위나 오한이 들면 굵은 혈관 쪽에서 모세혈관 방향으로 문지르십시오.

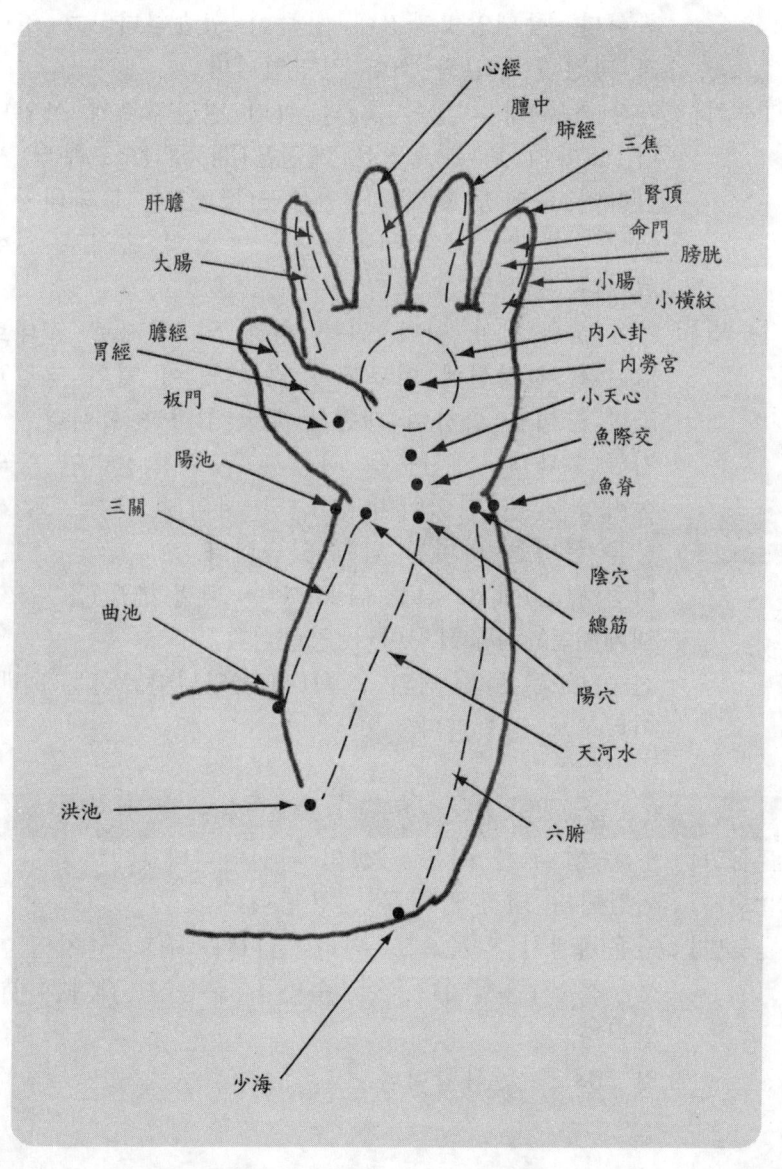

(1) 찬죽(攢竹)

[취혈] : 천정(天庭) 아래에 위치합니다. 천문(天門)이라고도 합니다. 족태양방광경에 찬죽이 있습니다. 그 경혈과 명칭만 동일한 소아 경혈입니다.

[주치] : 외감(外感)과 내상(內傷)의 여러 질환치료에 쓰입니다. 소아의 퇴나 요법은 개천문(開天門)으로부터 시작하여 운태양(運太陽), 안총근(按總筋), 분퇴대횡문(分推大橫門), 퇴감궁(退坎宮) … 등의 순서로 진행됩니다.

[수법] : 미심(眉心)에서 이마 위를 향해 양 엄지로 교대로 밉니다. 천정혈에 이르도록 밉니다. 이 혈의 명칭과 조작 수법을 합하여 개천문(開天門)이라 합니다.
기공(氣功)의 개천문은 일종의 투시나 천리안 등의 신비성을 띤 단어이며, 시신경 이외의 신경으로 사물을 본다는 의미를 담고 있습니다.
미심(眉心)에서 신풍(信風)까지 퇴법(推法)을 쓰면 대개천문(大開天門)이라 칭합니다.
신풍(信風)은 독맥의 신회(囟會)입니다. 신문(囟門)이라고도 칭합니다.

(2) 감궁(坎宮)

[취혈] : 양 눈썹 위를 이은 가상의 횡선입니다.

[주치] : 외감이나 내상에 두루 사용됩니다.

[수법] : 가운데에서 양쪽으로 벌려 밉니다. 주로 엄지의 지문부를 사용합니다. 이 수법을 분음양(分陰陽)이라 합니다.
약 30회를 반복합니다.

(3) 천정(天庭)

[취혈] : 신정(神庭), 상천심(上天心), 대천심(大天心), 삼문(三門) 등 여러 명칭으로 부릅니다.
머리의 정중앙을 지나는 독맥(督脈)에 속하는 경혈입니다. 앞머리가 나기 시작하는 곳 0,5촌 떨어져서 취혈합니다.

[주치] : 안질환과 입이나 눈이 비뚤어지는 중풍증 치료에 활용합니다.

[수법] : 누르거나 두드리거나 문지를 수 있습니다. 약30회 정도 시술합니다.

(4) 미심(眉心)

[취혈] : 보통 인당(印堂)이라 부르며, 양 눈썹의 중간에 위치합니다.

[주치] : 경풍(驚風)에 시술합니다.

[수법] : 5회 정도 누릅니다.

(5) 산근(山根)

[취혈] : 눈의 중간 콧날 위에 있습니다.

[주치] : 오래된 경풍(驚風)을 치료합니다. 이 경혈 부분이 청색이면 경통(驚痛)이 있는 징후이며, 남색이면 기침과 가래가 심한 증세이고, 남색과 붉은 줄무늬가 보이면 내열(內熱)에 의한 설사가 있다는 증표입니다. 붉은색만 모여 있으면 이질(痢疾)을 의심할 수 있습니다. 이 경혈을 유심히 관찰하여 어린이의 질병 유무를 알 수 있습니다.

[수법] : 5회 정도 누릅니다.

(6) 년수(年壽)

[취혈] : 코 등의 높은 뼈에 위치합니다.
[주치] : 감기, 코막힘, 경풍(驚風)에 사용합니다.
[수법] : 5회 정도 누르고, 코 옆을 30회 정도 문지릅니다.

(7) 준두(准頭)

[취혈] : 독맥의 소료(素髎)입니다. 코끝에 있습니다.
[주치] : 외감(外感).
[수법] : 둘째손가락으로 5회 정도 눌러 돌립니다.

(8) 태양(太陽)

[취혈] : 흔히 관자놀이라 합니다. 좌측이 태양이며 우측은 태음이라고도 합니다.
[주치] : 땀과 관련된 질병, 외감(外感), 내상(內傷)에 두루 쓰입니다.
[수법] : 눈썹 쪽에서 태양으로 눌러 밀기(推) 30회 정도, 태양 위에서 문지르기 30회 정도, 귀 쪽에서 태양을 지나 눈썹 쪽으로 운법(運法) 30회 정도, 엄지와 둘째손가락의의 지문부로 움켜쥐기(拿)를 5회 정도 시술합니다.

(9) 동자료(瞳子髎)

[취혈] : 눈의 외곽 0.5촌의 거리에 있고 족소양담경에 속합니다.
[주치] : 경풍(驚風).
[수법] : 누르기 5회 정도, 문지르기(揉) 30회 정도를 합니다.

(10) 신문(囟門)

[취혈] : 신풍(信風)이라고도 불리는 혈인데, 백회 아래 3촌(寸)에 위치하는 독맥의 혈입니다.
[주치] : 두통, 코막힘, 경풍.
[수법] : 비벼주기(摩)를 100회 정도 합니다.

(11) 영향(迎香)

[취혈] : 코 옆 주름위에 있고 수양명대장경에 속합니다.
[주치] : 콧물, 코막힘, 구안괘사(口眼喎斜 -구안와사라고도 읽고 구안왜사(歪斜)라고도 씁니다.)
[수법] : 문지르기 30회 정도, 밀어 마찰하기 30회 정도 시술합니다.

(12) 인중(人中)

[취혈] : 코와 입술사이의 홈에 위치합니다. 코 쪽에서 1/3 지점에서 정합니다.
[주치] : 기절시의 응급조치, 경풍.
[수법] : 누르거나 꼬집기를 5회 정도 합니다.

(13) 협차(頰車)

[취혈] : 족양명위경에 속하는 경혈입니다. 아관(牙關)이라고도 합니다. 아래턱뼈의 상방 1횡지(橫指)에 위치하는데 이를 악물면 약간 볼록하게 나옵니다.
[주치] : 구안왜사(口眼歪斜)나 입이 열리지 않는 증상을 치료합니다.
[수법] : 누르기를 10회 정도, 문지르기를 30회 정도 시술합니다.

(14) 이문(耳門)
[취혈] : 귀 앞에 위치하는데 입을 크게 벌리면 오목하게 들어갑니다.
[주치] : 경풍과 귀울림을 다스립니다.
[수법] : 누르거나 문지르기를 30회 시술합니다.

(15) 전정문(前頂門)
[취혈] : 보통 전정이라 합니다. 백회 앞 1.5촌에 위치하는 독맥의 경혈입니다.
[주치] : 두통, 경풍.
[수법] : 누르기 5회 정도, 문지르기 30회 정도를 시술합니다.

(16) 백회(百會)
[취혈] : 머리의 중앙선과 귀를 이은 선의 교차점에 위치합니다. 독맥에 속합니다. 뜸을 뜨기도 하는데 최근의 연구 결과에 의하면 뇌신경에 좋지 않은 영향을 미친다는 논문도 발표되어 있습니다. 세심한 주의를 요합니다.
[주치] : 두통, 탈항(脫肛), 간질발작.
[수법] : 누르고 문지르기를 30회 시술합니다.

(17) 뇌공(腦空)
[취혈] : 족소양담경의 제19혈입니다. 풍부 위 뇌호 옆으로 3촌에 위치합니다.
[주치] : 두통, 간질.
[수법] : 누르기를 5회 정도, 문지르기를 30회 정도로 합니다. 아기의 머리가 약하므로 세기를 조절합니다.

(18) 이후고골(耳后高骨)

[취혈] : 귀 뒤 유돌(乳突) 아래 오목한 곳에 위치합니다.
[주치] : 두통, 경풍.
[수법] : 누르기 5회 정도, 문지르기 30회 정도를 합니다.

(19) 천주(天柱)

[취혈] : 머리 뒤에서 대추혈 까지 이어진 경추(頸椎)를 천주라 합니다. 족태양방광경에 속하는 천주는 성인의 경혈입니다.
[주치] : 목 뻣뻣함, 발열.
[수법] : 위에서 아래로 마찰하기를 100회 정도 합니다. 아기의 피부가 상하지 않도록 강도를 조절합니다.

(20) 비경(脾經)

[취혈] : 엄지 지문부의 측면에 있습니다.
[주치] : 소화불량, 설사, 구토.
[수법] : 엄지로 300회 정도 눌러 밉니다.

(21) 위경(胃經)

[취혈] : 엄지의 둘째 마디에 위치합니다.
[주치] : 설사, 구토.
[수법] : 손목을 향해 100회 정도를 밉니다.

(22) 소상(少商)

[취혈] : 수태음폐경의 경혈입니다. 엄지손톱의 뿌리부분 옆으로 0.1촌의 범위에 있고 누르면 통증이 옵니다.
[주치] : 감기, 습열(濕熱), 학질(瘧疾 - 말라리아를 말합니다. 소상으로 말라리아를 치료하지는 못합니다.

그러나 옛날부터 말라리아의 고열을 내리는 치료점으로 사용되었습니다. 아기가 말라리아에 걸리면 사망할 수 있습니다. 시간을 다투는 중한 질병이므로 자가치료를 금합니다.)
[수법] : 5회 정도를 누르고, 둘째손가락과 엄지로 아기의 손톱 부문을 잡고 3분 정도 지긋이 압력을 가합니다.

(23) 간경(肝經)
[취혈] : 둘째손가락 지문부에 있습니다.
[주치] : 경풍, 정서불안.
[수법].: 손가락 끝을 향해 100회 정도 눌러 밉니다.

(24) 심경(心經)
[취혈] : 가운데 손가락의 지문부에 위치합니다.
[주치] : 밤마다 울고 보채는 아기, 고열무한(高熱無汗).
[수법] : 5회 정도 누릅니다. 손바닥을 향해 100회 정도 눌러 밉니다.

(25) 비경(脾經)
[취혈] : 넷째손가락의 지문부위에 있습니다.
[주치] : 가슴의 통증과 기침 치료에 활용합니다.
[수법] : 5회 정도 누르고, 손바닥을 향해 200회 정도 누릅니다.

(26) 신경(腎經)
[취혈] : 새끼손가락의 지문부에서 취혈합니다.
[주치] : 붉은 소변과 빈뇨(頻尿)를 다스립니다.
[수법] : 손바닥 쪽으로 200회 정도 눌러 밉니다.

(27) 오경(五經)

[취혈] : 다섯 손가락의 지문부 비(脾), 간(肝), 심(心), 폐(肺), 신경(腎經)을 통칭합니다.
[주치] : 발열, 가슴의 통증, 배의 팽창, 설사.
[수법] : 누르기를 5회 정도, 엄지부터 손바닥을 향해 50회 정도를 눌러 밉니다.

(28) 오경문(五經門)

[취혈] : 다섯 손가락의 첫마디 주름에서 취합니다.
[주치] : 헛배, 한열왕래(寒熱往來).
[수법] : 눌러 밀기를 50회 정도 합니다.

(29) 사횡문(四橫紋)

[취혈] : 엄지를 제외한 네 손가락의 두 번째 주름위에서 찾습니다.
[주치] : 기침, 복통, 경기(驚氣).
[수법] : 눌러 밀기를 50회 정도합니다.

(30) 소횡문(小橫紋)

[취혈] : 새끼손가락 셋째 주름에서 취합니다.
[주치] : 발열과 심한 갈증을 다스립니다.
[수법] : 5회 정도 누르고, 50회 정도 비빕니다.

(31) 대장(大腸)

[취혈] : 둘째손가락의 측면에서 취합니다.
[주치] : 설사, 변비, 탈항.
[수법] : 합곡을 향해 100회 정도 눌러 밉니다.

(32) 소장(小腸)

[취혈] : 새끼손가락의 측면에서 찾습니다.
[주치] : 붉은 소변, 소변 불통을 다스립니다.
[수법] : 300회 정도 눌러 문지릅니다.

(33) 신문(腎紋)

[취혈] : 새끼손가락의 첫째 주름에서 취합니다.
[주치] : 발열과 눈의 충혈.
[수법] : 엄지로 200회 정도를 문지릅니다.

(34) 장소횡문(掌小橫紋)

[취혈] : 새끼손가락 쪽 손의 측면에서 취합니다. 소횡문과 다른 경혈입니다.
[주치] : 입안의 염증, 기침과 가래.
[수법] : 새끼손가락 쪽 손바닥 부위를 200회 정도 문지릅니다.

(35) 판문(板門)

[취혈] : 엄지 아래 손바닥 쪽 0.5촌에 위치합니다.
[주치] : 구토, 설사, 복통, 헛배, 발열.
[수법] : 엄지에서 손바닥을 향해 50회 정도 밉니다.

(36) 내노궁(內勞宮)

[취혈] : 주먹을 쥐어 가운데 손가락이 위치하는 곳에서 취혈합니다.
[주치] : 고열무한(高熱無汗).
[수법] : 50회 정도를 마찰합니다.

(37) 내팔괘(內八卦)

[취혈] : 내노궁 주변의 여덟 방향에서 취합니다.
[주치] : 가슴의 통증과 기침, 구토, 설사.
[수법] : 원을 그리며 50회 정도 문지릅니다.

(38) 천문(天門)

[취혈] : 손바닥을 바라보고 팔 쪽을 남(南)으로 가정하여 서북 방향에서 정합니다.
[주치] : 식체, 소화불량, 기혈의 부조화.
[수법] : 엄지에서 천문을 향해 눌러 밀기 50회 정도, 엄지에서 호구까지 문지르기를 50회, 천문과 소해를 잡고 5회 정도 흔듭니다.

(39) 소천심(小天心)

[취혈] : 대, 소 어제(魚際)가 모이는 오목한 부위에서 찾습니다.
[주치] : 정신을 잃거나, 밤마다 울거나, 경풍(驚風), 소변 불통.
[수법] : 30회 정도 문지릅니다. 다섯 손가락을 모아 손끝으로 톡톡 칩니다.

(40) 대횡문(大橫紋)

[취혈] : 손바닥의 손목 주름에서 찾습니다.
[주치] : 기침, 가래, 구토, 설사.
[수법] : 판문을 향해 100회 정도 눌러 밉니다.

(41) 양혈(陽穴)

[취혈] : 태연(太淵)에 해당하는 혈입니다.

[주치] : 한열왕래(寒熱往來), 구역, 설사.
[수법] : 30회 정도 문지릅니다.

(42) 총근(總筋)

[취혈] : 황근(黃筋)이라고도 하며 대릉(大陵)혈에서 0.5寸 떨어져 취합니다.
[주치] : 구토, 설사, 발열, 경풍.
[수법] : 5회 정도를 누릅니다. 팔목의 양 측면을 향해 50회 정도 눌러 밉니다.

(43) 청근(靑筋)

[취혈] : 총근(總筋)과 양지(陽池)사이에서 취합니다.
[주치] : 눈의 충혈, 눈곱.
[수법] : 5회 정도 누르고, 30회 정도 문지릅니다.

(44) 백근(白筋)

[취혈] : 총근(總筋)과 음지(陰池)사이에서 취합니다.
[주치] : 기침, 가래, 가슴의 통증.
[수법] : 5회 정도 누르고, 30회 정도 문지릅니다.

(45) 열결(列缺)

[취혈] : 수태음폐경(手太陰肺經)에 속하며 팔목 주름 위 1.5寸에서 취합니다.
[주치] : 감기, 무한(無汗), 경풍(驚風).
[수법] : 5회 정도 움켜쥡니다. (拿法)

(46) 삼관(三關)

[취혈] : 양지(陽池)에서 곡지(曲池)에 이르는 가상의 선에서

취합니다.
[주치] : 발열(發熱), 오한(惡寒), 무한(無汗).
[수법] : 300회 정도를 눌러 밉니다.

(47) 천하수(天河水)
[취혈] : 총근(總筋)에서 곡택(曲澤)에 이르는 일직선에서 정합니다.
[주치] : 일체의 열증.
[수법] : 총근(總筋)에서 곡택(曲澤)을 향해 300회 정도 밉니다.

(48) 육부(六腑)
[취혈] : 음지(陰池)에서 소해(少海)에 이르는 선으로 정합니다. 음지(陰池)는 신문(神門)의 다른 이름입니다.
[주치] : 발열(發熱), 다한(多汗), 변비.
[수법] : 소해(少海)에서 음지(陰池)를 향해 300회 정도 밉니다.

(49) 곡택(曲澤)
[취혈] : 수궐음심포경(手厥陰心包經)에 속합니다. 팔굽 이두근의 안쪽에 있습니다.
[주치] : 경풍(驚風).
[수법] : 나법(拿法)으로 5회 정도 시술하고 30회 정도를 눌러 문지릅니다.

(50) 곡지(曲池)
[취혈] : 수양명대장경(手陽明大腸經)에 속하며 팔을 굽히고 주름에서 취합니다.

[주치] : 기침.
[수법] : 나법(拿法)으로 5회 정도 시술하고 30회 정도를 눌러 문지릅니다.

(51) 십왕(十王)
[취혈] : 다섯 손가락의 손톱 뿌리 양측, 양손을 합하여 20.혈을 취합니다.
[주치] : 발열(發熱), 경풍(驚風).
[수법] : 손톱으로 5회 정도 누릅니다.

(52) 노룡(老龍)
[취혈] : 가운데 손가락의 손톱 뿌리 쪽 정 중앙 0.1寸에서 취합니다.
[주치] : 경풍(驚風).
[수법] : 5회 정도 꼬집듯이 누릅니다.

(53) 단정(端正)
[취혈] : 가운데 손가락의 손톱 뿌리 양 측면에서 정합니다.
[주치] : 구토, 설사, 사시(斜視).
[수법] : 5회 정도 꼬집듯이 누릅니다.

(54) 오지절(五指節)
[취혈] : 네 손가락의 둘째 마디와 엄지의 마디에서 취합니다.
[주치] : 가래, 경풍(驚風).
[수법] : 5회 정도 누르고 30회 정도 주무릅니다. 손가락 안쪽에 둘째손가락을 대고 엄지로 관절 위에서 누르거나 주무릅니다.

(55) 후계(后溪)

[취혈] : 주먹을 쥐고 새끼손가락의 주름에서 찾습니다. 수태양소장경(手太陽少腸經)에 속합니다.
[주치] : 소변 불통, 붉은 소변.
[수법] : 5회 정도 누르고 50회 정도 문지릅니다.

(56) 이선문(二扇門)

[취혈] : 손등 쪽 3, 4 손가락 4, 5 손가락사이에서 취합니다.
[주치] : 경풍(驚風), 고열무한(高熱無汗).
[수법] : 5회 정도 누르고 30회 정도 비벼줍니다.

(57) 이인상마(二人上馬)

[취혈] : 수소양삼초경(手少陽三焦經)의 액문(液門)과 동일합니다. 4, 5 손가락 사이에서 취합니다.
[주치] : 치통, 헛기침, 복통, 탈항, 경풍(驚風).
[수법] : 5회 정도 누르고 30회 정도 비벼줍니다.

(58) 위령(威靈)

[취혈] : 손등 2, 3 장골(掌骨)이 만나는 오목한 곳에서 취합니다.
[주치] : 경풍(驚風).
[수법] : 5회 정도 누릅니다.

(59) 정령(精靈)

[취혈] : 손등 4, 5 장골(掌骨)이 만나는 오목한 곳에서 취합니다.
[주치] : 기침, 가래, 구안왜사(口眼歪斜)
[수법] : 5회 정도 누르고 30회 정도 문지릅니다.

(60) 외노궁(外勞宮)

[취혈] : 손등 3, 4 장골(掌骨)이 만나는 오목한 곳에서 취합니다.
[주치] : 두통, 복통, 설사.
[수법] : 5회 정도 누르고 30회 정도 문지릅니다.

(61) 호구(虎口)

[취혈] : 수양명대장경(手陽明大腸經)의 합곡(合谷)혈입니다. 손등 1, 2 장골(掌骨)사이에서 취합니다.
[주치] : 감기, 치통.
[수법] : 나법(拿法)으로 5회 정도 시술합니다.

(62) 외팔괘(外八卦)

[취혈] : 손등 외노궁(外勞宮)의 주변에서 취합니다.
[주치] : 장부(臟腑)기능의 부조화.
[수법] : 원을 그리며 30회 정도 문지릅니다.

(63) 외관(外關)

[취혈] : 수소양삼초경(手少陽三焦經)에 속합니다. 손등 팔목 위로 2寸에서 취합니다.
[주치] : 복통, 설사, 요통.
[수법] : 5회 정도 누르고 팔꿈치를 향해 눌러 밉니다.

(64) 외간사(外間使)

[취혈] : 외관(外關)의 1寸에서 정합니다.
[주치] : 구토, 설사.
[수법] : 5회 정도 누릅니다.

(65) 천돌(天突)

[취혈] : 목의 오목한 곳에서 취합니다. 임맥(任脈)에 속합니다.
[주치] : 기침, 가래.
[수법] : 가운데 손가락으로 가볍게 눌러 30회 정도 문지릅니다.

(66) 선기(璇璣)

[취혈] : 천돌(天突)아래 1寸에서 취합니다.
[주치] : 기침, 가래, 구토.
[수법] : 옆구리 쪽으로 위에서 아래로 눌러 밉니다. 이를 개흉(開胸)이라 하는데 5회 정도 반복합니다. 배꼽을 향해 눌러 밀고 마지막에 복부를 손바닥으로 마찰합니다. 이것을 개선기(開璇璣)라 합니다.

(67) 전중(膻中)

[취혈] : 젖꼭지사이에서 취합니다.
[주치] : 기침, 가래, 가슴의 통증.
[수법] : 젖꼭지를 향해 30회 정도 눌러 밉니다. 엄지 지문부로 30회 정도 눌러 문지릅니다.

(68) 유근(乳根)

[취혈] : 젖꼭지 아래 늑골사이에서 취합니다. 족양명위경(足陽明胃經)에 속합니다. 2차 성징이 나타난 여자아이에게는 시술하지 않는 것이 좋습니다.
[주치] : 가슴의 통증.
[수법] : 30회 정도 눌러 문지릅니다.

(69) 중완(中脘)

[취혈]: 배꼽 위 4寸 거리에서 취합니다.
[주치]: 위통, 구토, 헛배, 설사, 소화 불량.
[수법]: 50회 정도 눌러 문지르고 5분 동안 손바닥으로 마찰합니다. 인후부까지 30회를 눌러 밉니다. 구미(鳩尾)를 향해 30회를 눌러 밉니다. 이를 퇴삼초(推三焦)라 합니다. 옆구리를 향해 분퇴법(分推法)으로 100회 정도 시술하는데 이것을 퇴복음양(推腹陰陽)이라 합니다.

(70) 제중(臍中)

[취혈]: 신궐(神闕)로 불리는 배꼽입니다.
[주치]: 헛배, 복통, 설사, 변비.
[수법]: 둘째손가락으로 3분 정도 가볍게 눌러 문지릅니다. 아랫배를 향해 100회 정도 엄지의 지문부로 문지릅니다. 뜸으로 시술할 경우 반드시 간접구를 합니다.

(71) 천추(天樞)

[취혈]: 배꼽 옆 2寸 거리에서 취합니다. 족양명위경(足陽明胃經)에 속합니다 .
[주치]: 복통, 설사, 변비.
[수법]: 30회 정도 마찰합니다. 설사는 보법을 쓰고 변비에는 사법을 씁니다.

(72) 단전(丹田)

[취혈]: 배꼽 아래 하복부에서 취합니다.

[주치] : 복통, 설사, 변비, 탈항.
[수법] : 3분 동안 지속적으로 마찰합니다.

(73) 두각(肚角)

[취혈] : 배꼽 양쪽의 큰 근육 위에서 취합니다.
[주치] : 복통, 설사.
[수법] : 30회 정도 문지릅니다.

(74) 견정(肩井)

[취혈] : 대추(大椎)와 어깨선을 이은 곳에서 취합니다. 족소양담경(足少陽膽經)에 속합니다.
[주치] : 팔의 활동곤란, 기절, 감기.
[수법] : 30회 정도 문지릅니다.

(75) 대추(大椎)

[취혈] : 제7경추와 제1흉추 사이에서 정합니다.
[주치] : 발열(發熱), 목의 동작곤란.
[수법] : 위에서 아래로 100회 정도 눌러 밉니다.

(76) 풍문(風門)

[취혈] : 제2흉추돌기 옆으로 1.5寸에서 취합니다.
[주치] : 기침, 감기.
[수법] : 30회 정도 문지릅니다.

(77) 칠절골(七節骨)

[취혈] : 명문(命門)에서 장강(長强)까지의 일직선.

[주치] : 설사, 변비, 탈항.
[수법] : 장강(長强)에서 명문(命門)을 향해 300회 정도 눌러 밉니다.

(78) 장강(長强)
[취혈] : 꼬리뼈 부근에서 찾습니다.
[주치] : 설사, 변비.
[수법] : 손가락 지문부로 300회 정도 문지릅니다.

(79) 백충(百虫)
[취혈] : 어른의 혈해(血海)에 해당합니다. 무릎 안쪽에서 위로 2.5寸에 위치합니다 .
[주치] : 하체 무력.
[수법] : 30회 정도 문지릅니다.

(80) 족방광(足膀胱)
[취혈] : 족태음비경(足太陰脾經)의 기문(箕門)입니다. 혈해(血海) 위 6寸에서 찾습니다.
[주치] : 소변 불통.
[수법] : 나법(拿法)을 5회 정도 시술합니다.

(81) 귀안(鬼眼)
[취혈] : 족양명위경(足陽明胃經)의 슬안(膝眼)입니다.
[주치] : 경풍(驚風).
[수법] : 15회 정도 눌러 문지릅니다.

(82) 족삼리(足三里)

[취혈] : 슬안(膝眼) 아래 3寸, 경골 외측으로 1횡지(橫指) 벌려 찾습니다. 족양명위경(足陽明胃經)에 속합니다.
[주치] : 소화기 계통의 질병.
[수법] : 30회 정도 누릅니다.

(83) 전승산(前承山)]

[취혈] : 무릎 아래의 8寸, 상거허(上巨虛)아래의 2寸에서 정합니다.
[주치] : 경풍(驚風).
[수법] : 5회 정도 누르고 30회 정도 문지릅니다.

(84) 삼음교(三陰交)

[취혈] : 복사뼈 위 3寸에서 정합니다.
[주치] : 유뇨(遺尿), 경풍(驚風).
[수법] : 상하로 50회 정도 문지릅니다.

(85) 해계(解谿)

[취혈] : 발목 관절의 앞 주름의 중간. 양쪽 근육의 사이 오목한 곳에 있습니다. 족양명위경(足陽明胃經)에 속합니다.
[주치] : 구토, 경풍(驚風), 발목 관절염.
[수법] : 누르기를 3~5회. 문지르기를 30회 반복합니다.

(86) 대돈(大敦)

[취혈] : 엄지발가락 쪽에서 취합니다.

[주치] : 경풍(驚風)
[수법] : 5회 정도 누릅니다.

(87) 내정(內庭)

[취혈] : 2, 3 발가락사이에서 정합니다.
[주치] : 경풍(驚風).
[수법] : 5회 정도 누릅니다.

(88) 태충(太沖)

[취혈] : 1, 2 발가락 사이에서 정합니다.
[주치] : 경풍(驚風).
[수법] : 5회 정도 누릅니다.

(89) 위중(委中)

[취혈] : 무릎 오금의 중간에서 찾습니다.
[주치] : 요통, 경풍(驚風).
[수법] : 나법(拿法)을 5회 정도 반복합니다.

(90) 승산(承山)

[취혈] : 종아리 근육사이의 "人"형으로 갈라진 사이에서 정합니다.
[주치] : 다리의 통증, 다리의 마비(쥐).
[수법] : 엄지 지문부에 힘을 넣어 움켜쥡니다.

(91) 부삼(仆參)

[취혈] : 곤륜(崑崙)혈 아래 오목한 곳에서 찾습니다.

[주치] : 경풍(驚風), 기절.
[수법] : 5회 정도 누릅니다.

(92) 곤륜(昆侖)
[취혈] : 복사뼈와 아킬레스건 사이의 오목한 곳에서 찾습니다.
[주치] : 경풍(驚風).
[수법] : 5회 정도 누릅니다.

(93) 용천(涌泉)
[취혈] : 족소음신경(足少陰腎經)에 속하며 발바닥 발가락 쪽에서 뒤꿈치까지를 3등분하여, 발가락 쪽의 1/3 지점에 있습니다. 발바닥의 오목한 곳에서 찾습니다.
[주치] : 발열(發熱), 구토, 설사, 눈의 충혈.
[수법] : 5회 정도 누릅니다. 엄지발가락 방향으로 100회 정도 눌러 밉니다. 엄지의 지문부로 30회 정도 문지릅니다.

어린이의 지압치료

어린이에게서 흔히 볼 수 있는 질병의 증상과 실제적인 치료법을 공부합니다.
어린이만의 특성을 파악하는 방법도 배웁니다.

어린이는 성인과 다른 방법으로 치료합니다. 지압요법은 약에 의한 부작용이 염려되는 아기의 응급치료에 응용할 수 있습니다. 그러나 시술자의 능력과 정확한 취혈, 적당한 수법을 터득하지 못하면 효과를 기대하기 어려울 수 있습니다. 아기의 질병을 지압이나 뜸, 침술, 한의학, 자연요법 등 어느 한정된 방법만으로 치료하려 해서는 안됩니다.
 고열과 구토가 있으면 즉시 가까운 곳의 전문의를 찾기 바랍니다.

(1) 발열(發熱)

체온이 갑자기 상승하는 현상을 말합니다. 아기는 체온 조절 능력이 불충분하여 열의 변동도 심합니다. 열이 있으면 신체의 어느 일부분이라도 비정상적인 곳이 있다는 신호입니다. 열은 신체 내부의 조절 능력에 이상이 생긴 경우와 외부의 감염에 의한 경우로 나누어 살펴야 합니다.

① 풍한(風寒) 감기

열이 나고 두통이 있으나 땀이 흐르지 않습니다. 콧물이 흐르거나 코가 막힙니다. 둘째손가락이 선홍색으로 변합니다.

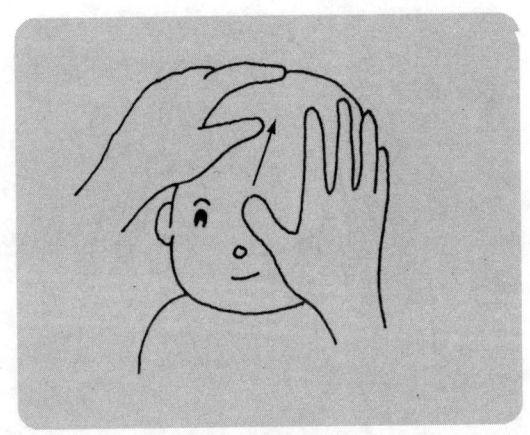

두손의 엄지로 이마 위로 찬죽을 문지릅니다. 이를 개천문 (開天門)이라 합니다. 50회 정도 반복합니다.

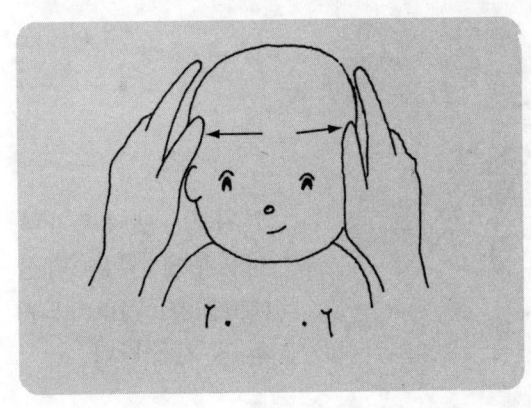

두 손의 엄지로 밖을 향해 벌려 문지릅니다. 이를 분퇴법(分推法)이라 합니다.

눈썹 위 일직선을 감궁이라 합니다.

밖을 향해 밀고 중앙으로 돌아 올 때는 힘을 넣지 않습니다. 너무 세게 누르지 말고 부드럽게 반복합니다.

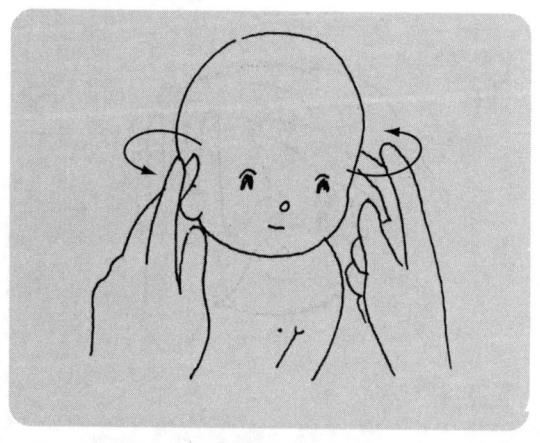

가운데 손가락으로 태양혈을 눌러 30~50회 정도를 누르며 문질러줍니다.

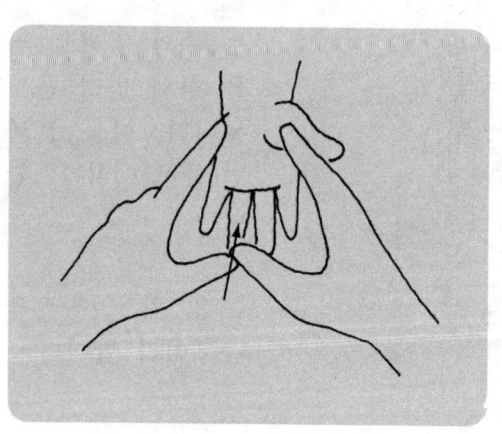

엄지로 넷째손가락 지문부에 있는 폐경(肺經)을 100~500회 문지릅니다.

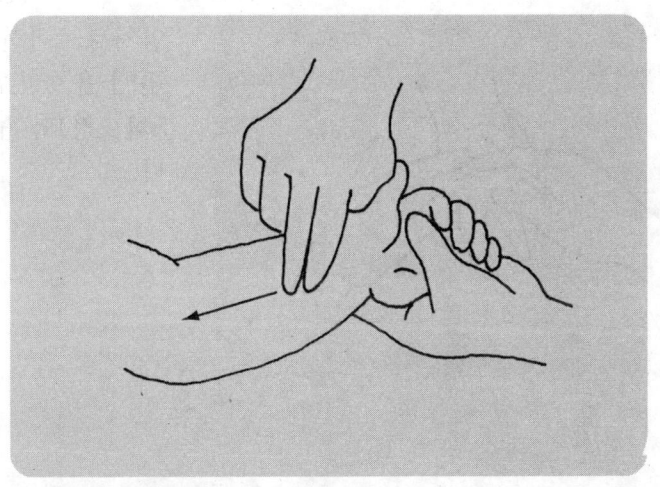

둘째손가락과 가운데 손가락으로 천하수(天河水)를 따라 100~300회 정도 문지릅니다.(推)

엄지로 팔의 삼관(三關)을 따라 좌우 각 100회~300회 정도 눌러 밉니다.
피부를 마찰하지말고 내부로 힘을 넣습니다.

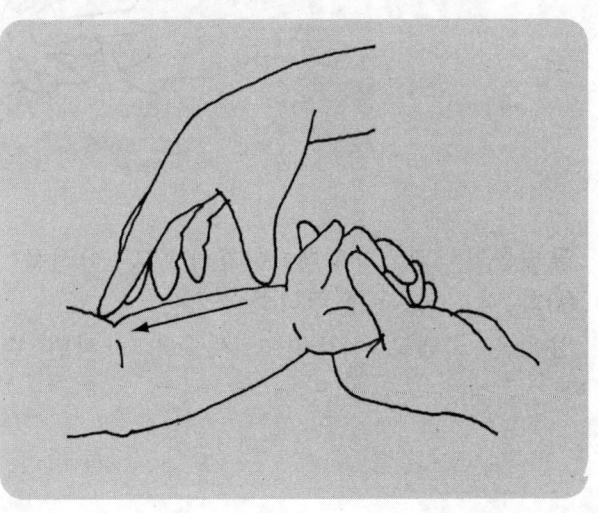

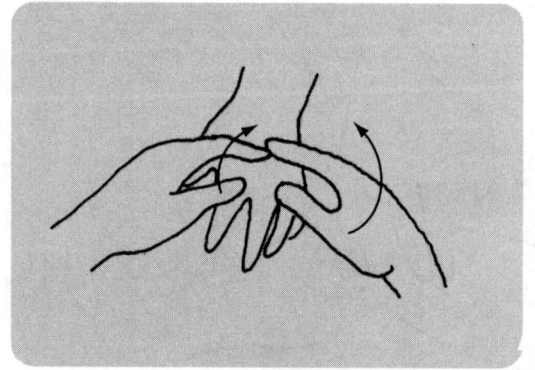

엄지로 이선문(二扇門)을 좌우 각 5회 정도 누릅니다.

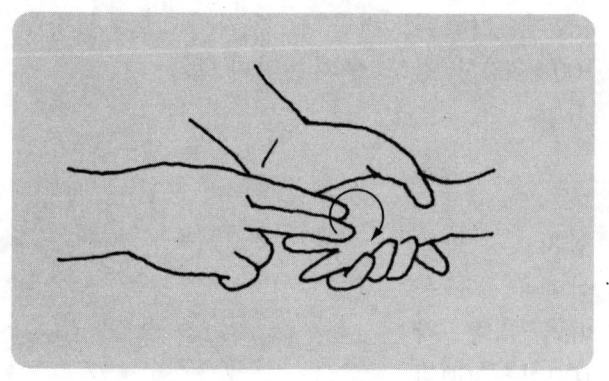

둘째손가락과 가운데 손가락으로 이선문(二扇門)을 100~500회 정도 눌러 돌립니다.

양손을 교대로 시술하고 시술을 마치면 손을 주물러 줍니다.

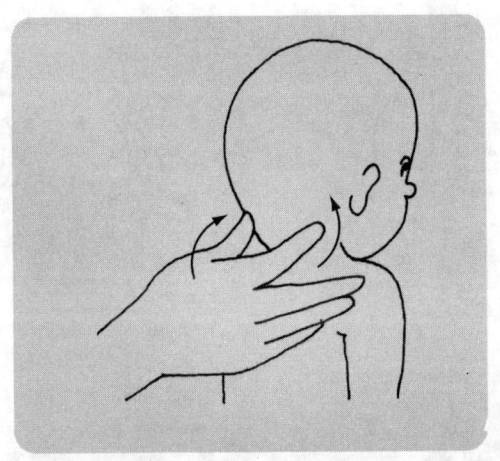

 엄지와 둘째손가락으로 목 뒤의 풍지(風池)를 나법(拿法)으로 10회 정도 움켜줍니다. 움켜쥐고 1분 정도 동작을 멈춥니다.

② 풍열(風熱) 감기

 열이 있고 땀이 조금씩 납니다. 목이 아프고 누런 콧물이 나옵니다. 둘째손가락 안쪽이 홍자색(紅紫色)을 띱니다.

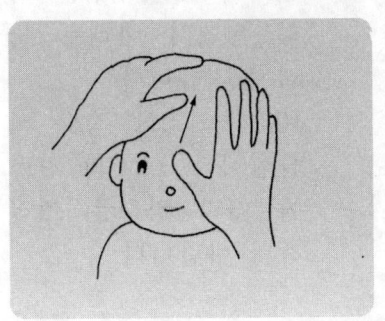

찬죽을 위로 30회~50회 정도 밉니다.
 찬죽, 감궁, 태양, 폐경, 천하수를 풍한감기와 같은 방법으로 치료합니다.

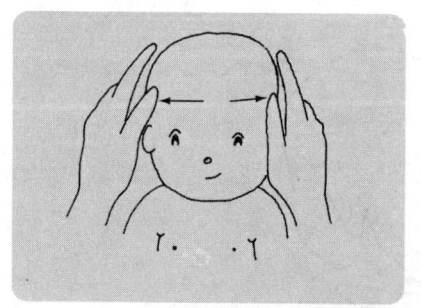 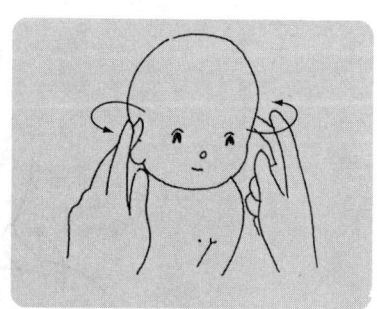

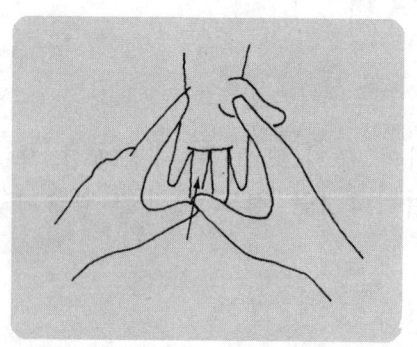 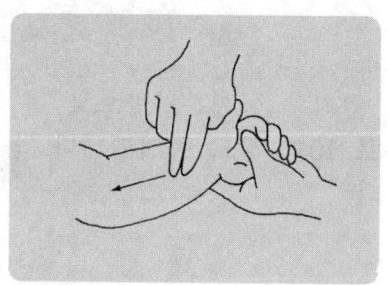

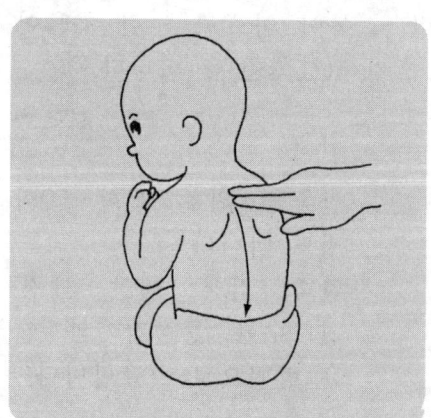

둘째손가락과 가운데 손가락으로 척추를 따라 위에서 아래로 눌러 문지릅니다.
100회~300회 정도 시술합니다. 아기의 연령에 따라 강도를 조절하기 바랍니다.

③ 허약 체질

오전에는 열이 없고 오후가 되면 열이 납니다. 손바닥과 발바닥을 만지면 유난히 뜨거운 느낌이 듭니다. 잠을 잘 때 땀을 많이 흘립니다. 둘째손가락 안쪽이 보라색을 띕니다.
식욕이 없어 음식을 잘 먹지 않습니다.

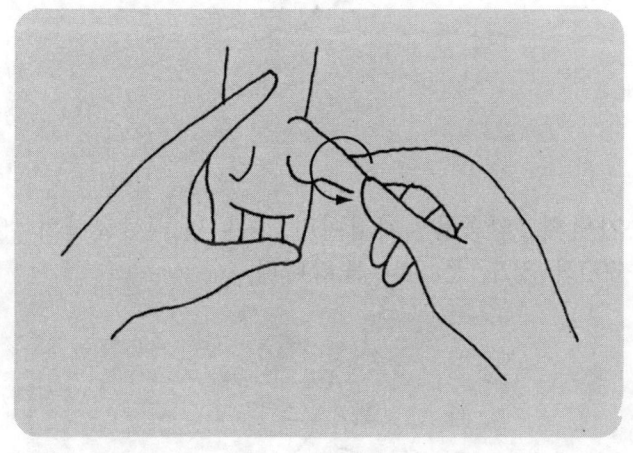

아기의 엄지 지문부를 비경(脾經)이라 합니다. 100회~500회를 돌려 문지릅니다.
아기의 손가락을 돌리지 말고 시술자의 지문부로 아기의 폐경이 마찰되도록 힘을 가합니다.
아주 나이가 어린 아기는 엄지의 지문부를 지긋이 쥐고 있다가 가볍게 놓아주고 다시 지긋이 누르기를 반복합니다.
체력이 있는 아기에게는 속도를 증가시키고 체력이 없는 아기에게는 문지르기 속도를 느리게 늦춥니다.

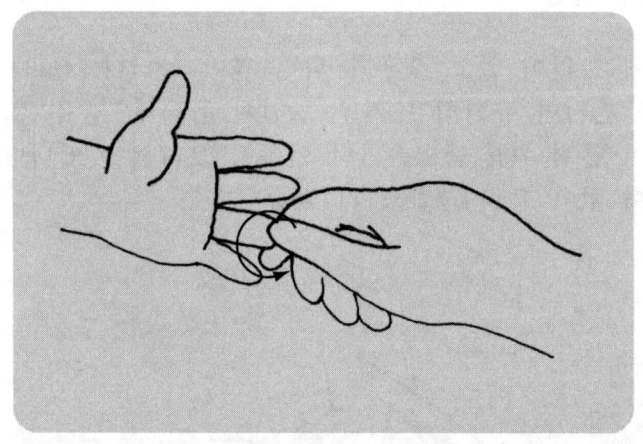

넷째손가락의 안쪽을 폐경이라 합니다. 시술자의 엄지로 100회~500회 정도 문질러 돌립니다.

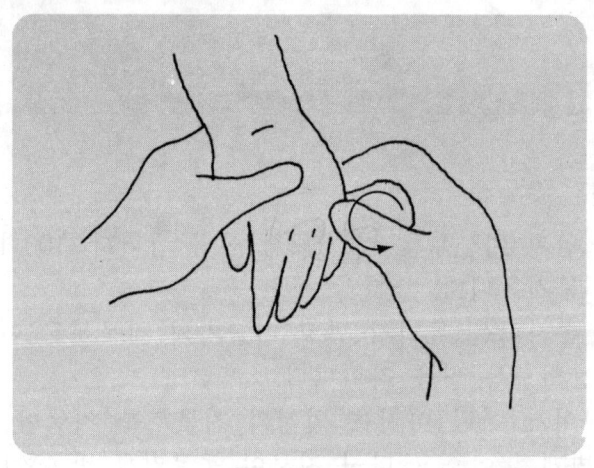

엄지로 상마(上馬)를 500회 정도 눌러 돌립니다.
좌우 양손을 모두 시술합니다. 한쪽 방향으로 시술합니다.

제4장 어린이 지압   205

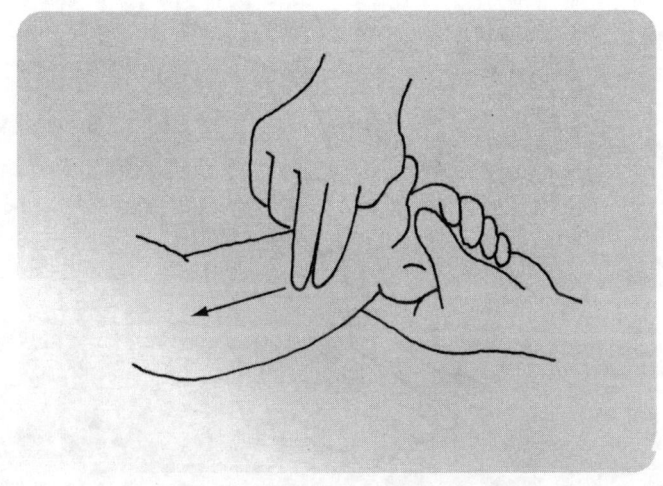

천하수(天河水)를 100회~300회 눌러 밉니다.

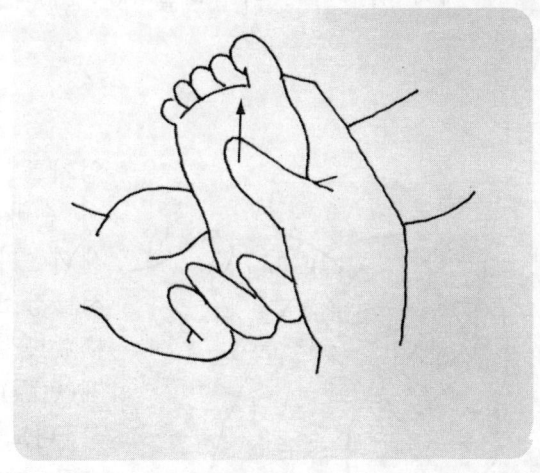

발바닥에 있는 용천혈을 눌러 발가락 방향으로 100회 정도 밉니다.

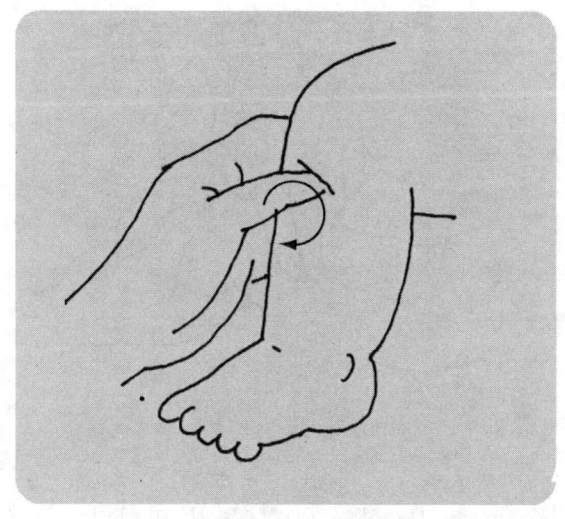

엄지로 무릎 아래에 위치하는 족삼리를 50~100회 정도 눌러 문지릅니다.

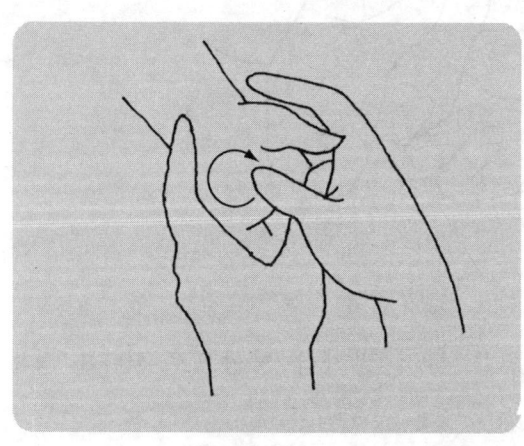

엄지를 세워 아기의 손바닥에 대고, 새끼손가락 쪽에서 장소횡문(掌小橫紋)을 지나, 어제(魚際)를 경과하고 내노궁(內勞宮)으로 호(弧)를 그리며 눌러 이동합니다. 30회 정도.

④ 소화불량

열이 심하고 얼굴이 붉게 충혈됩니다. 숨이 가빠 답답해합니다. 물을 많이 마시면서도 변비 증세를 보입니다. 둘째손가락의 안쪽이 보랏빛을 띱니다.

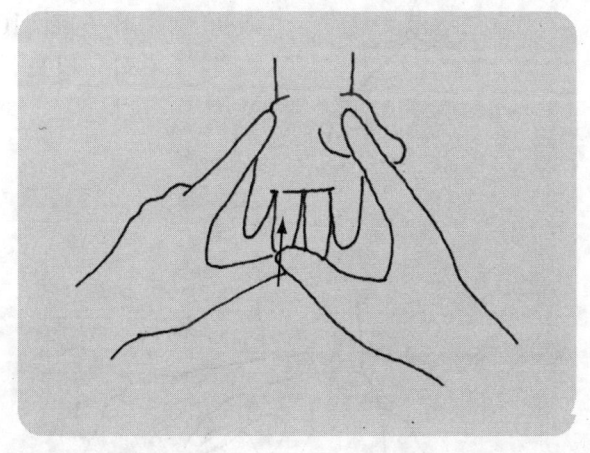

엄지로 넷째손가락의 안쪽을 100~500회 눌러 밉니다.

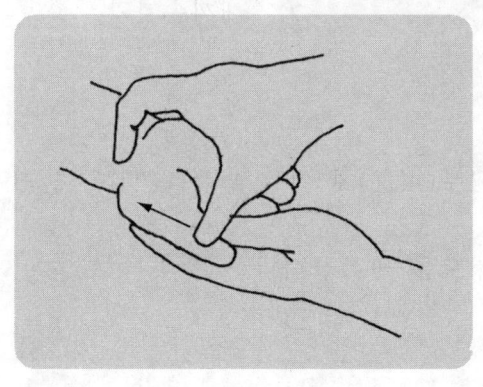

아기의 엄지에 있는 비위경을 손목을 향해 눌러 밉니다.
좌우 각 100~500회 정도 반복합니다.

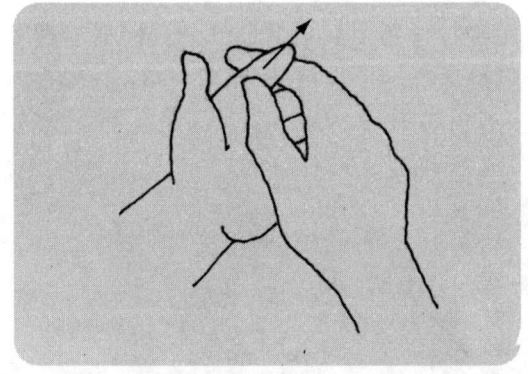

둘째손가락의 안쪽에 있는 대장(大腸)을 엄지로 밉니다. 손톱 방향을 향해 좌우 각 100회~300회 정도 반복합니다.

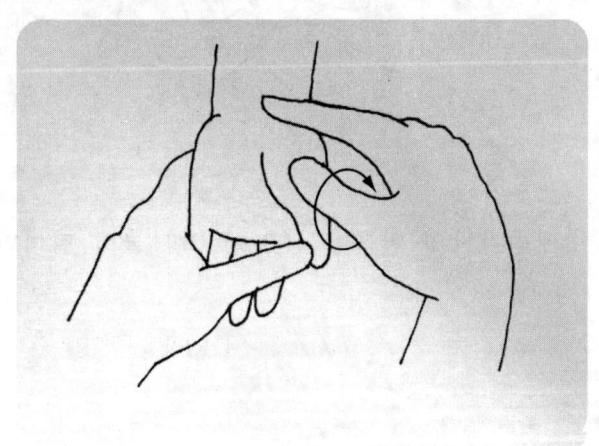

　엄지로 아기의 손가락 근부(根部)에 있는 판문(板門)을 눌러 문지릅니다.
　좌우 각 100회~300회 정도를 반복합니다.

제4장 어린이 지압   209

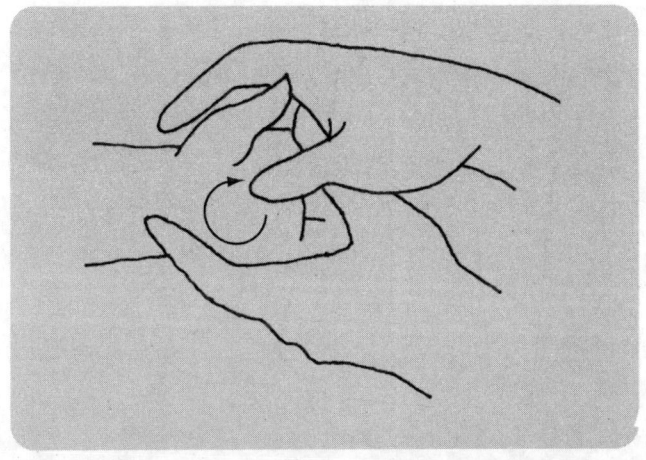

아기의 손바닥 중심부에 있는 내팔괘(內八卦)를 원을 그리듯 눌러 밉니다. 좌우 각 100회~300회를 반복합니다.

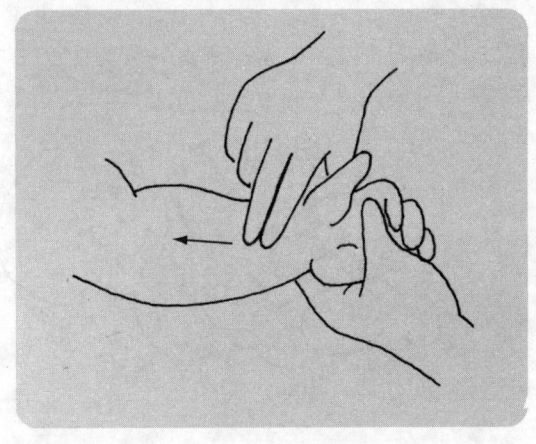

둘째손가락과 가운데 손가락으로 천하수(天河水)를 눌러 밉니다. 좌우 각 100회~300회 정도 반복합니다.

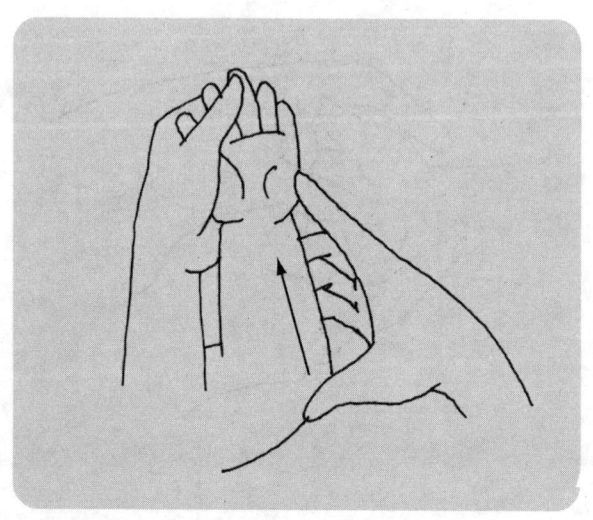

팔의 안쪽에 있는 육부(六腑)를 눌러 밉니다. 좌우 각 100회~300회 정도 시술합니다.

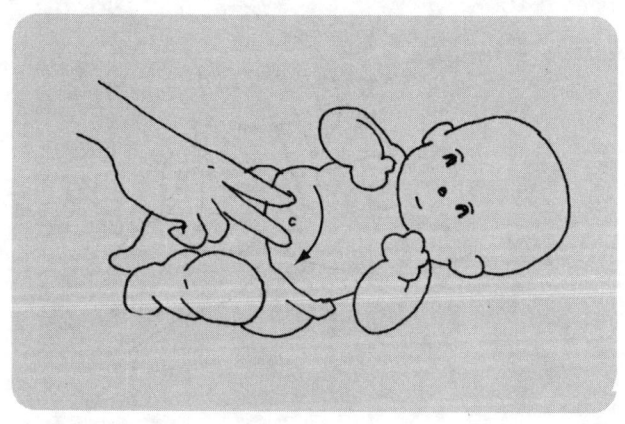

둘째, 셋째손가락으로 천추(天樞)를 눌러 문지릅니다. 50~100회 정도 반복합니다.

발열의 원인이 아주 많아 정확한 진단을 하기가 어렵습니다. 어떤 원인에 의해 발열이 있는지 확인하지 않고 반복적으로 해열제를 투여하면 심각한 부작용을 일으킵니다.

열이 심하면 지방분이 많은 음식 섭취를 줄입니다. 물을 충분히 섭취시킵니다. 전해질을 첨가한 아기용 탈수방지약을 구입하여 끓인 물에 타서 먹입니다. 에탄올을 물에 타서 피부를 닦아주고 발을 자주 씻어줍니다.

외감(外感)에 의한 발열에는 시호(柴胡)를 5~15g 정도 달여 먹입니다. 금은화(金銀花) 5~15g, 박하 6~10g 정도를 달여 먹입니다. 금은화는 쉽게 구할 수 있는 인동초(忍冬草)의 꽃을 말린 것입니다.

(2) 설사

매일 일정시간에 일정한 양의 배변을 해야 건강한 아기입니다. 아기가 설사를 하여도 성급하게 지사제를 먹이면 안됩니다. 배 안의 유해 물질을 배설하는 기능이 차단되기 때문입니다.

① 한습(寒濕)

대변을 조금씩 보며 거품이 많이 섞입니다. 냄새가 그리 심하지 않은 특징을 보입니다. 복통이 있고 뱃속에서 소리가 납니다. 물을 많이 마시지 않지만 소변량이 많습니다.

둘째손가락의 안쪽에 홍색이 나타납니다.

엄지 지문부에 있는 비경(脾經)을 눌러 문지릅니다. 좌우 각 100회~500회 정도 반복합니다.

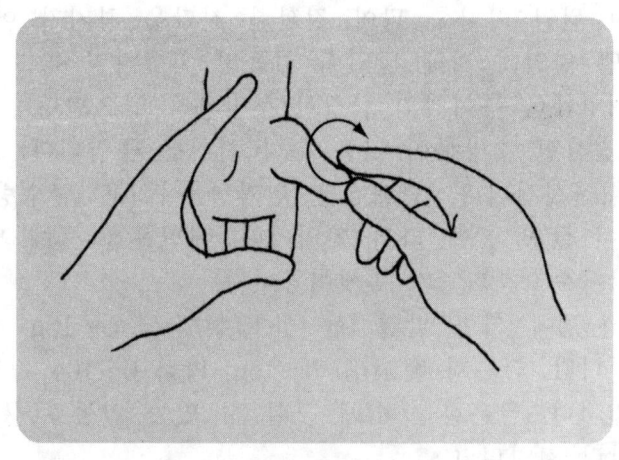

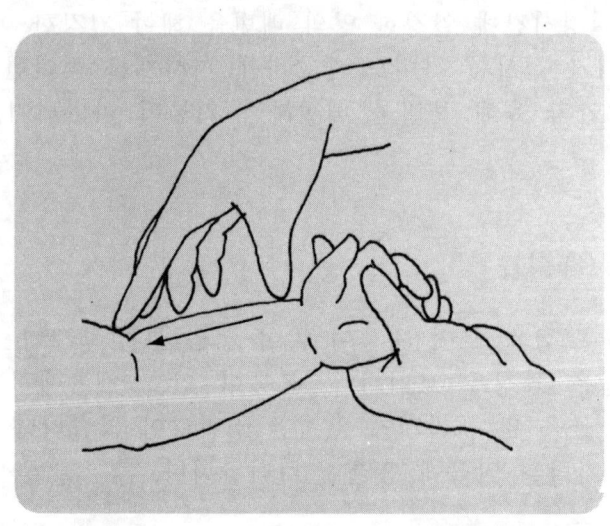

아기의 팔 외측에 있는 삼관(三關)을 엄지로 눌러 밉니다. 좌우 각 100회~300회 반복합니다.

제4장 어린이 지압   213

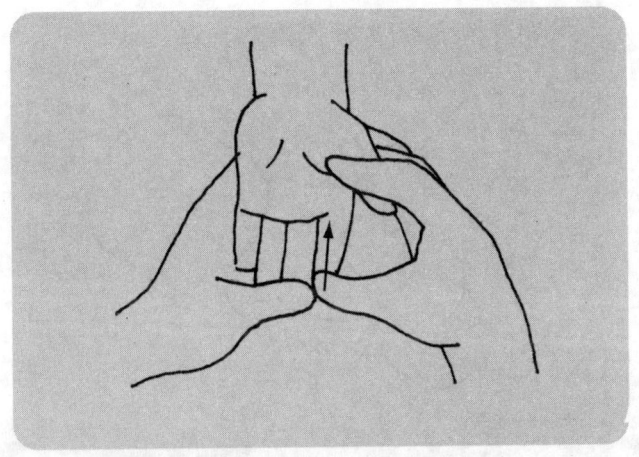

둘째손가락 안쪽에서 손목을 향해 100회~300회 정도 반복합니다.

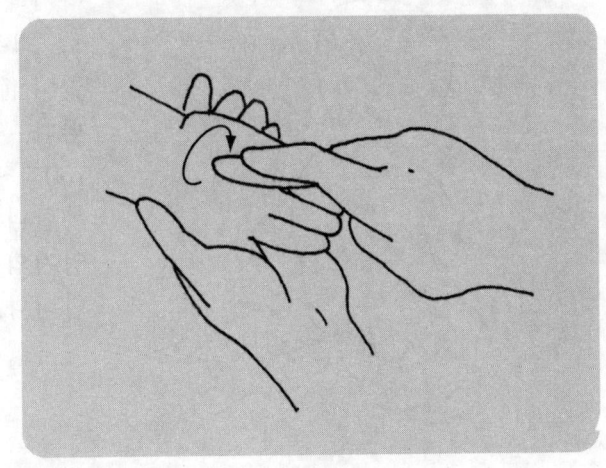

둘째손가락을 가운데 손가락 위에 올리고, 가운데 손가락 지문부를 외노궁(外勞宮)에 대고 눌러 문지릅니다.

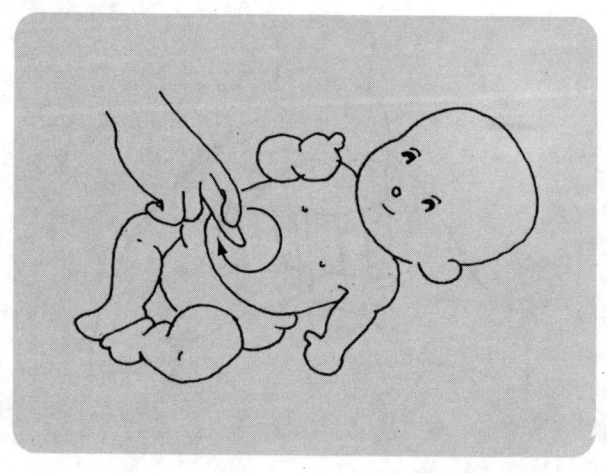

둘째손가락을 가운데 손가락 위에 올리고 가운데 손가락의 지문부위로 어린이의 배꼽을 눌러 문지릅니다. 100회~300회 정도 반복합니다.

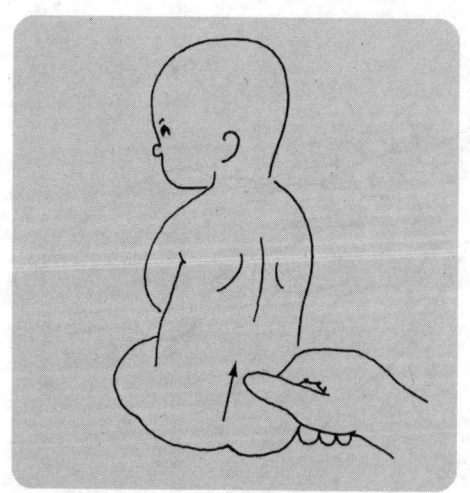

아기의 엉덩이에서 위로 척추를 향해 칠절골(七節骨)을 눌러 밉니다.
100회~300회 정도 반복합니다.
엄지의 지문부를 이용합니다.

제4장 어린이 지압   215

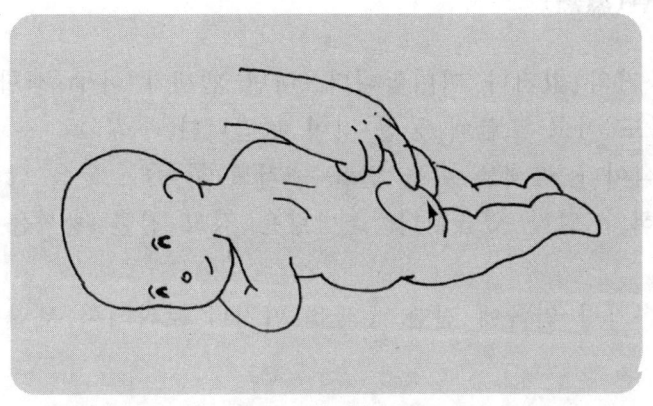

가운데 손가락으로 장강(長强)을 100회~300회 눌러 문지릅니다.

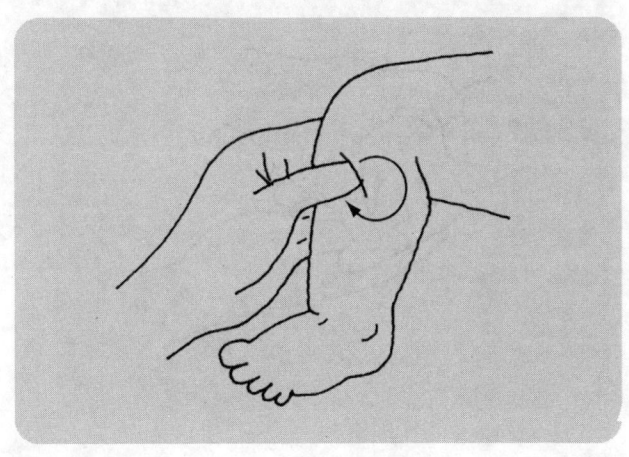

엄지를 약간 세워 무릎 아래의 족삼리(足三里)를 눌러 문지릅니다.

② 습열(濕熱)

 열이 거의 없거나 미미합니다. 대변 냄새가 아주 심합니다. 배변량도 적고 조금씩 뭉친 것이 보입니다.
 황갈색이나 녹색을 띠는 변을 누기도 합니다. 물을 많이 마시며 혀가 말라 있습니다. 소변량은 적고 진한 황색을 띱니다.
 둘째손가락 안쪽에 진한 홍색을 띠거나 보라색이 보입니다.

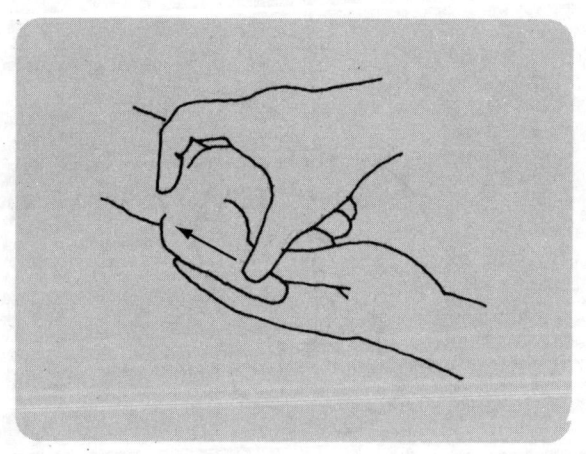

 엄지로 아기의 지문부에 있는 비경을 문지릅니다. 손목을 향해 100회~150회를 반복합니다.

제4장 어린이 지압   217

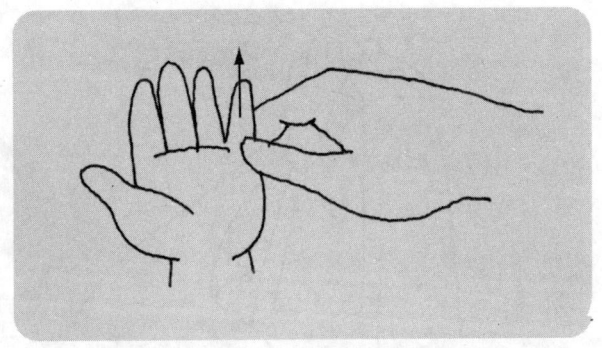

엄지로 아기의 새끼손가락 안쪽에 있는 소장(小腸)을 손톱 쪽으로 눌러 밉니다.
좌우 각 100회~300회 정도 시술합니다.

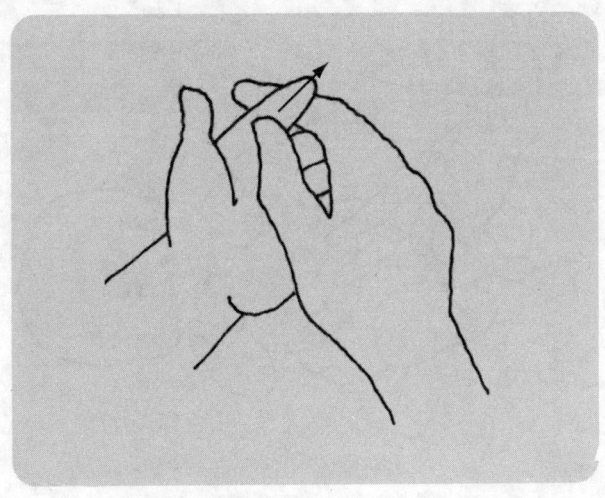

엄지로 둘째손가락의 안쪽에 있는 대장(大腸)을 눌러 밉니다. 좌우 각 100회~300회 정도 반복합니다.

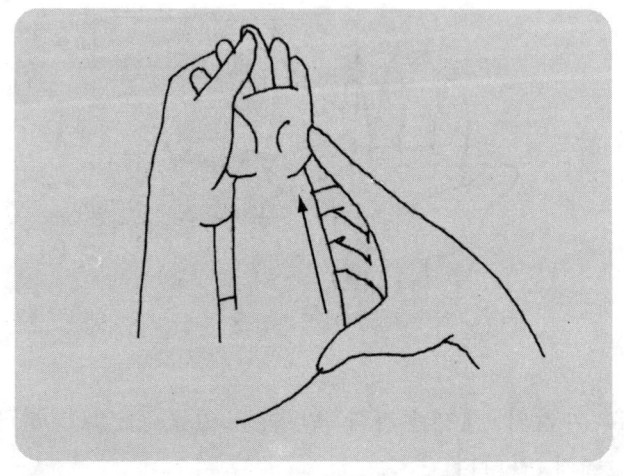

육부(六腑)를 엄지로 눌러 밉니다. 100회~300회 정도 반복합니다.

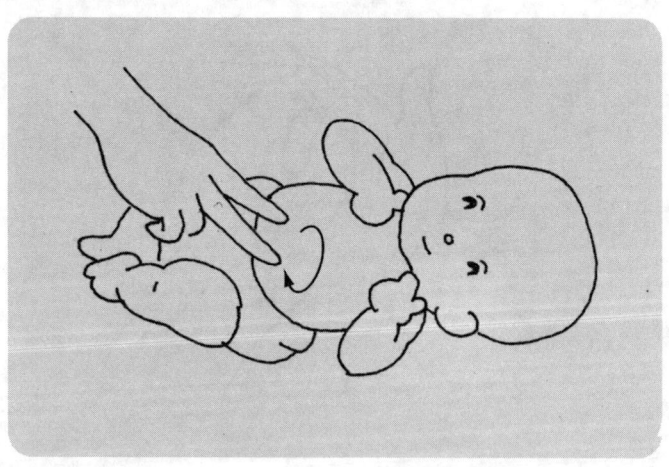

둘째손가락과 가운데 손가락으로 배꼽 좌우의 천추(天樞)를 문지릅니다. 50회~100회를 반복합니다.

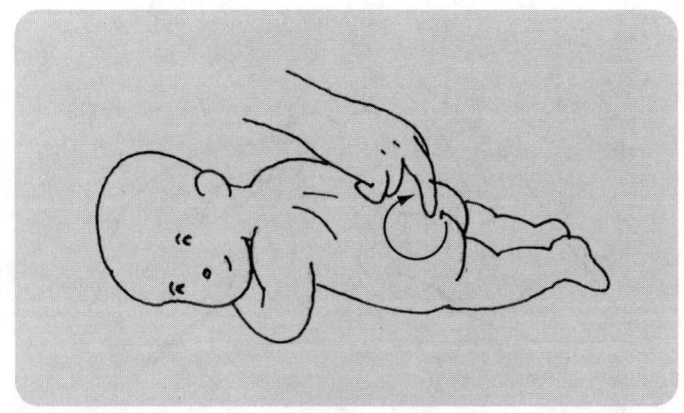

　가운데 손가락으로 장강(長强)을 눌러 문지릅니다. 유법(揉法)으로 100회~300회 정도 반복합니다.

③ 과식에 의한 설사

　복통을 호소하며 많은 양의 변을 봅니다. 대변에서 부패된 듯한 악취가 납니다. 설사 전 복통이 설사 후 줄어듭니다.
　입에서도 냄새가 많이 납니다. 음식 먹기를 싫어하고 구토 증세를 보입니다.
　둘째손가락 안쪽이 검붉게 변합니다.

　한번에 많은 양의 음식을 먹으면 단지 위에 부담이 되는 정도에 그치지 않습니다. 간이나 담, 그리고 심장에도 많은 부담을 줍니다. 찬 음식을 먹으면 체온으로 섭취한 음식의 온도를 올려야 하는데, 그 정도를 지나치면 체온 조절이 불가능해 질병을 일으킵니다.

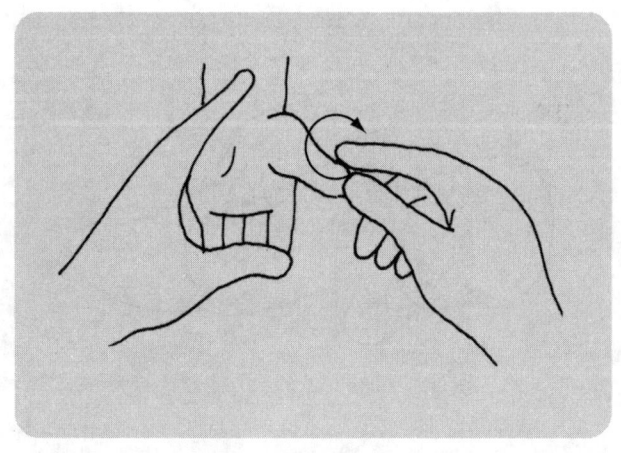

엄지로 아기의 엄지 지문부에 위치한 비경(脾經)을 눌러 문지릅니다. 좌우 각 100회~300회 정도 반복합니다.

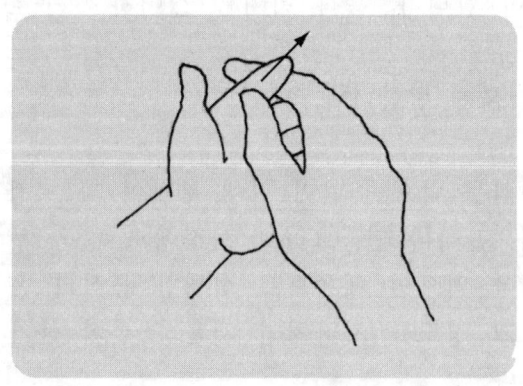

엄지로 어린이의 둘째손가락 안쪽에 있는 대장(大腸)을 눌러 밉니다. 손가락 끝을 향해 100회~300회 반복합니다.

제4장 어린이 지압   **221**

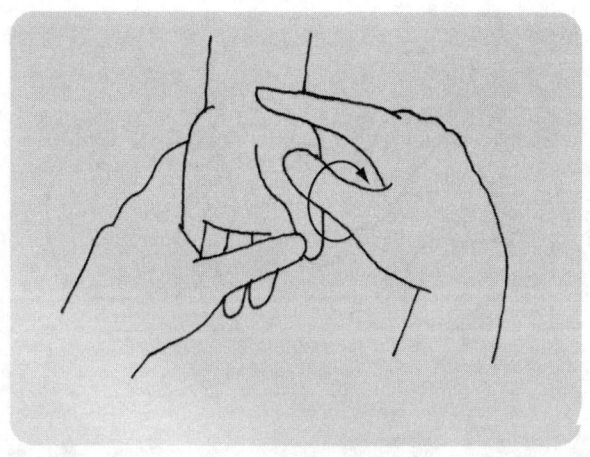

　엄지의 안쪽에 있는 판문(板門)을 엄지로 눌러 문지릅니다. 좌우 각 100회~300회 정도 시술합니다.

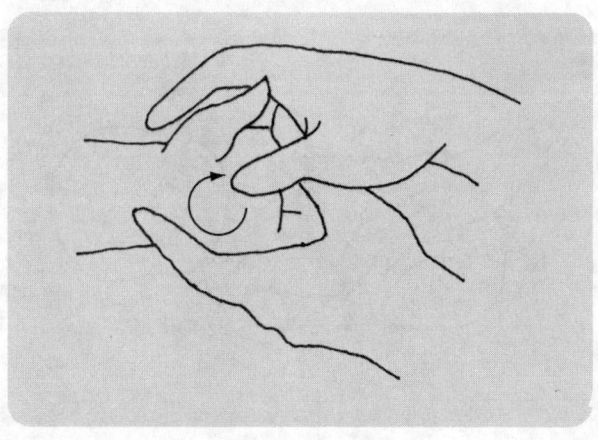

　손바닥 중심에 있는 내팔괘를 원을 그리며 마찰합니다. 좌우 각 100회~300회 정도 반복합니다.

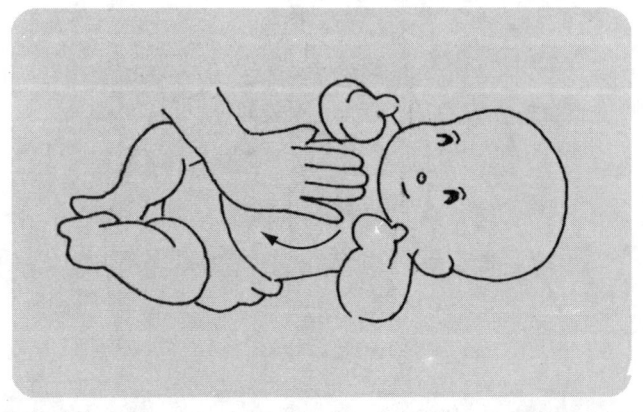

손바닥으로 어린이의 배꼽 위쪽에 위치한 중완(中脘)을 100회~300회 정도 문지릅니다.

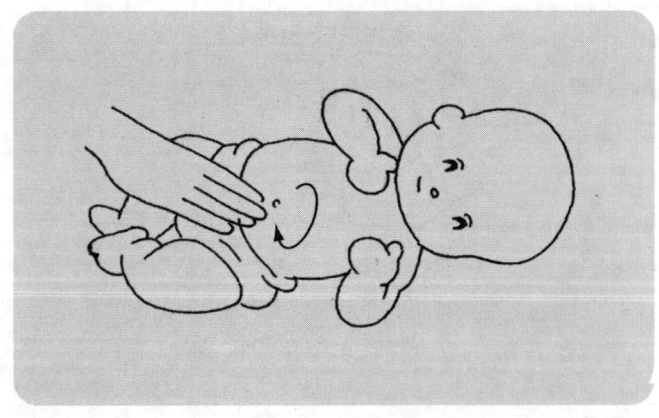

네 손가락으로 배꼽 주위를 시계방향으로 돌려 마찰합니다. 5분 정도 지속합니다.

제4장 어린이 지압   223

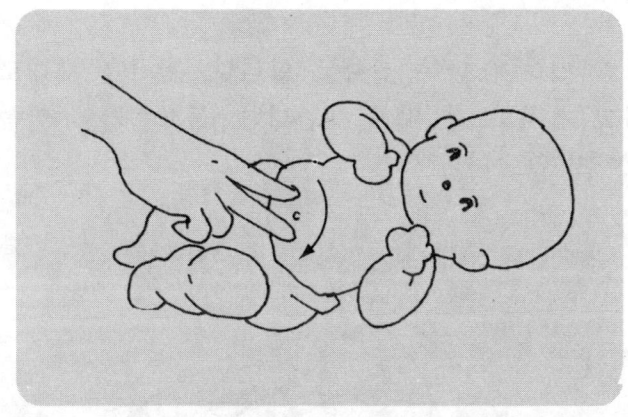

둘째손가락과 가운데 손가락으로 배꼽 좌우에 있는 천추(天樞) 위를 눌러 문지릅니다. 50회~100회 정도 반복합니다.

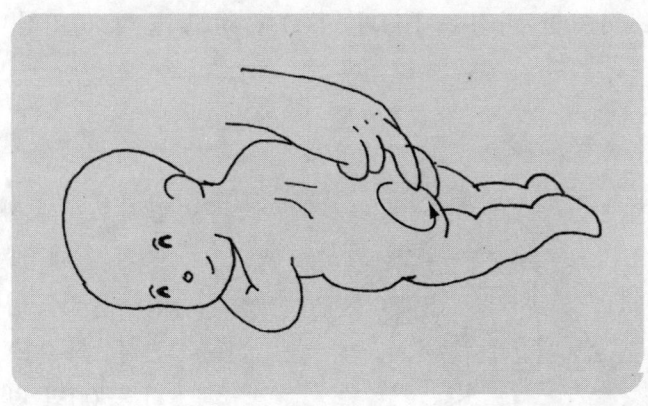

가운데 손가락으로 장강(長強)을 눌러 문지릅니다. 100회~300회 정도 반복합니다.

④ 허약성 설사

얼굴이 창백하며 반복 설사를 합니다. 정신을 제대로 차리지 못하고 음식도 잘 먹지 못합니다. 둘째손가락 안쪽의 정맥이 보이지 않습니다.

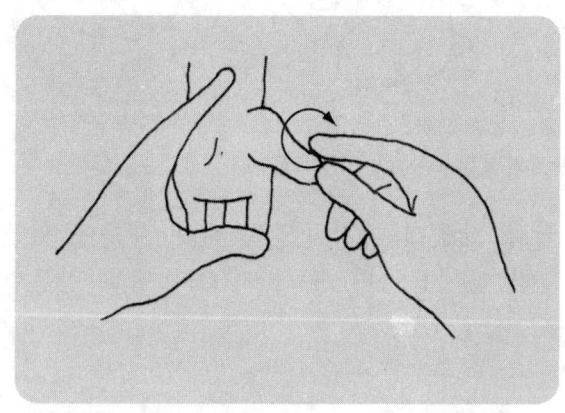

엄지로 아기의 비경을 100회~500회 정도 눌러 문지릅니다.

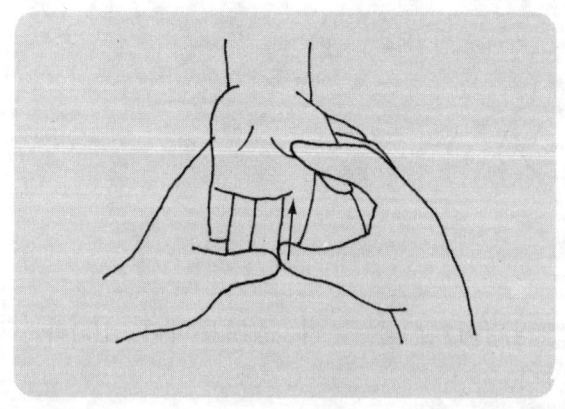

엄지로 둘째손가락의 대장(大腸)을 눌러 밉니다. 손목 쪽으로 100회~300회 반복합니다.

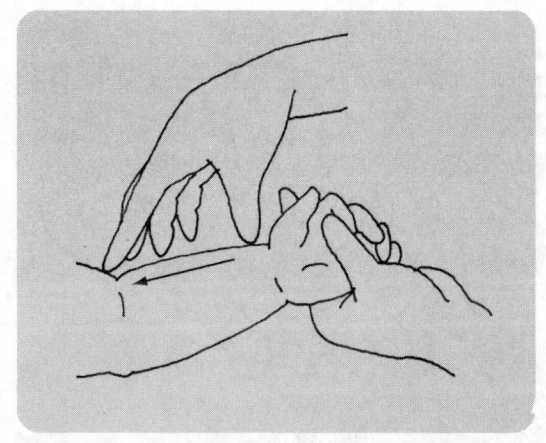

엄지로 삼관(三關)을 눌러 밉니다. 100회~300회 정도 반복합니다.

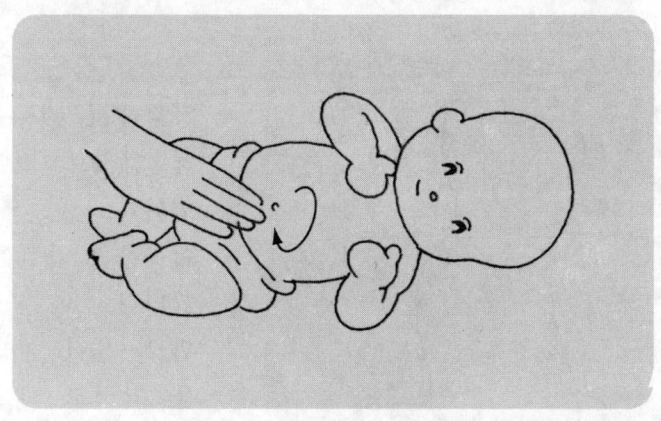

네 손가락의 지문부로 배꼽 주위를 시계방향으로 마찰합니다. 5분 정도 지속합니다.

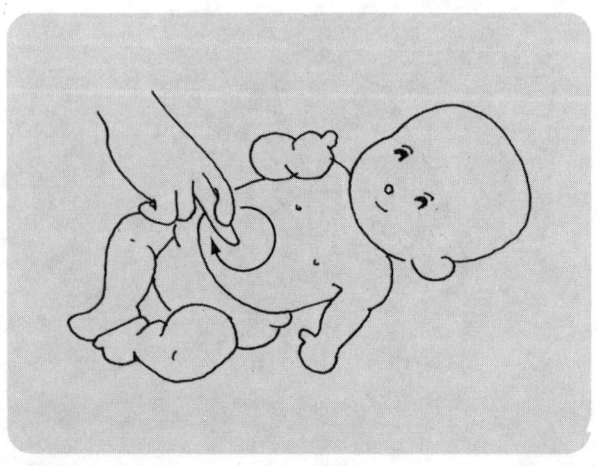

 둘째손가락을 가운데 손가락 위에 올려 배꼽 위를 눌러 문지릅니다. 배꼽을 너무 강하게 마찰하지 말고 상처가 나지 않게 주의합니다.

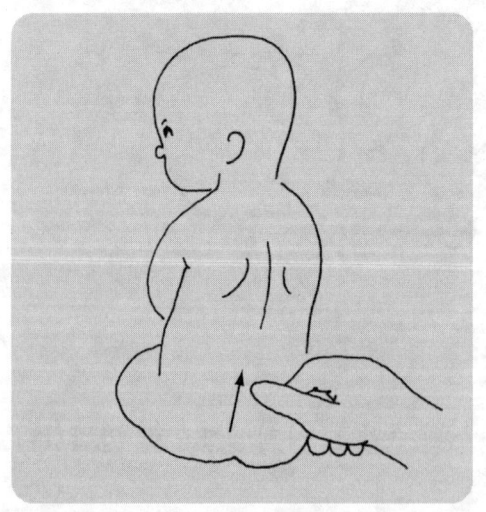

장강에서 척추를 향해 엄지로 밀어 올립니다.
이곳을 칠절골이라 합니다.
위로 올릴 때만 힘을 가하고 내릴 때는 힘을 가하지 않습니다.

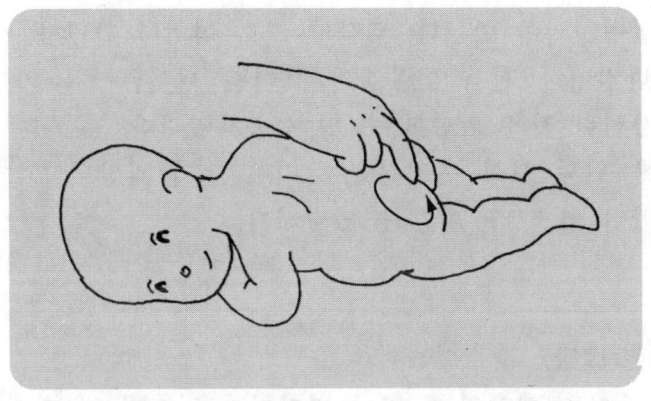

가운데 손가락으로 장강(長强)을 눌러 문지릅니다.
100회~300회 정도 반복합니다.

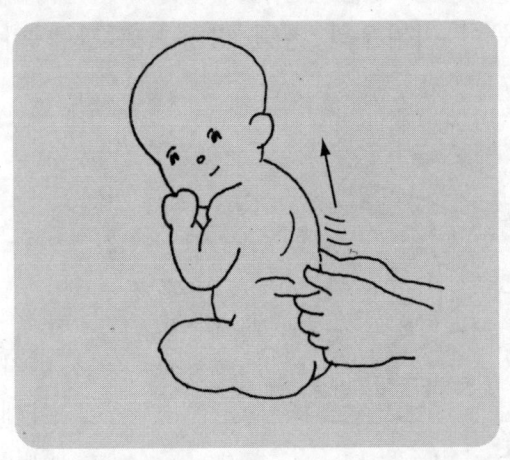

척추 양 측면의 피부를 움켜쥐고 아래에서 위로 이동합니다. 이를 날법(捏法)이라 합니다.

설사에는 탈수증이 오기 쉬우므로 적당한 전해질과 물, 염분을 섭취시켜야 합니다. 토한다 해도 먹여야 합니다. 대변에 붉은 반점이나 흰색 이물질이 보이면 병원균이나 바이러스 등에 감염된 것을 의심할 수 있는 증세입니다.

아이를 위해 항상 전해질을 준비해 두기 바랍니다. 가루로 되어 있어 쉽게 타 먹일 수 있습니다.

(3) 경련(痙攣)

목과 등이 뻣뻣해지고, 입이 벌려지지 않으며 팔 다리를 펴지 못합니다. 경련이 나면 아이가 금방이라도 죽을 것으로 여겨 호들갑을 떨지만 그렇게 당황할 필요 없습니다.

경련이 일어나면 열이 있는지 아니면 몸이 차가운지 먼저 살펴야 합니다. 열이 심하면 옷을 벗기고 찬 수건으로 열을 내립니다. 몸이 차가우면 정맥 방향으로 팔을 비벼 열을 올립니다.

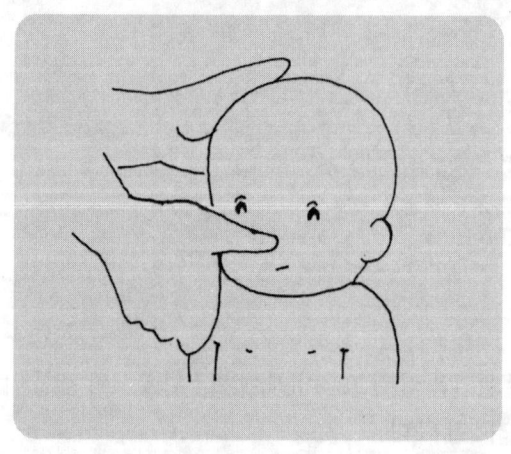

엄지를 세워 코 아래의 인중을 5번 정도 누릅니다.

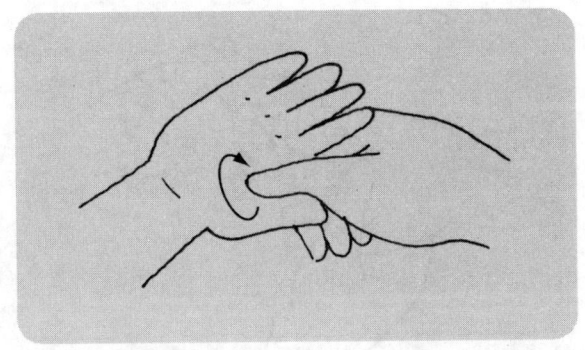

엄지와 둘째손가락으로 좌우의 합곡(合谷)혈을 5번 정도 누릅니다.

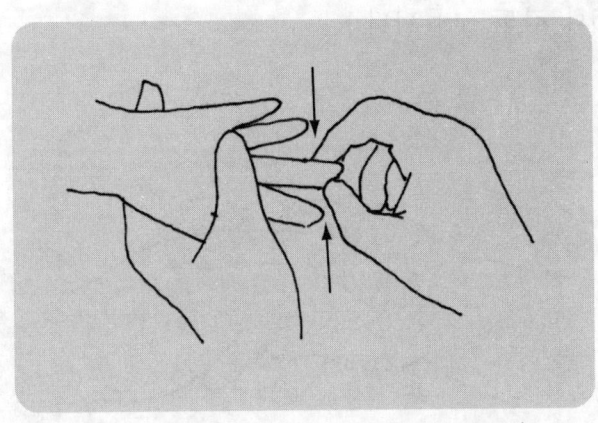

엄지와 둘째손가락을 세워 아이의 가운데 손가락에 있는 단정(端正)을 5회 정도 누릅니다.

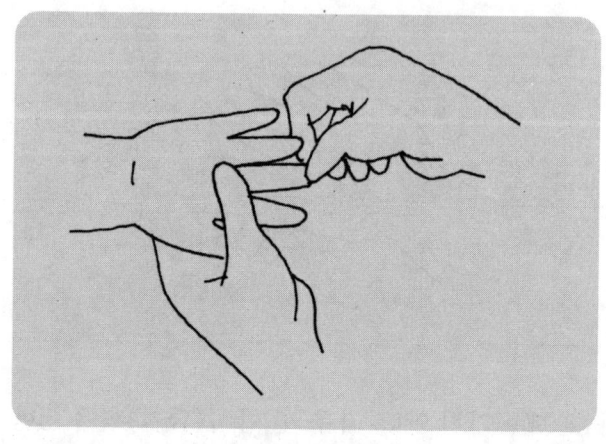

 엄지를 세워 아기의 가운데 손가락의 손톱 쪽에 있는 노룡(老龍)을 5회씩 누릅니다. 그리고 열 손가락에 있는 십선(十宣)을 5회 정도 누릅니다.

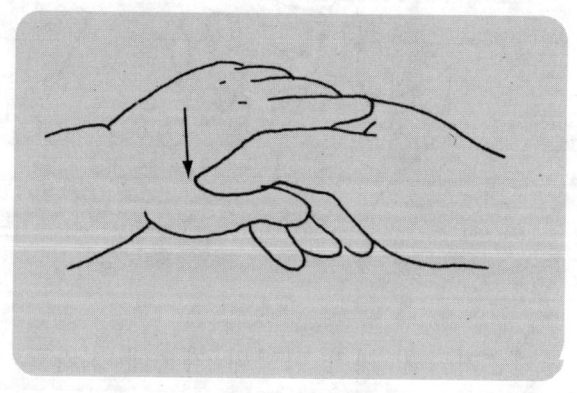

 엄지를 세워 위령(威靈)을 5회 누릅니다.

제4장 어린이 지압   231

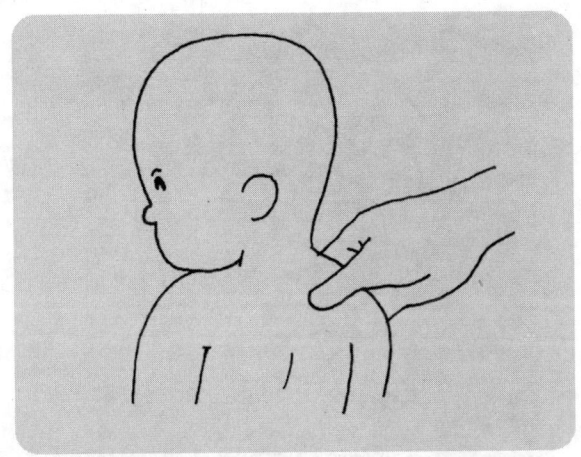

 엄지와 네 손가락으로 어깨의 견정(肩井)을 5회 정도 움켜 줍니다.

 엄지와 네 손가락으로 복사뼈 아래 오목한 곳에 있는 부삼 (仆參)을 5회씩 누릅니다.

부삼은 원래 복참(僕參)에서 유래된 이름입니다. 엎드려 예를 갖출 때 위로 올라와 보이는 곳이라는 의미로부터 이름이 유래되었다 합니다.

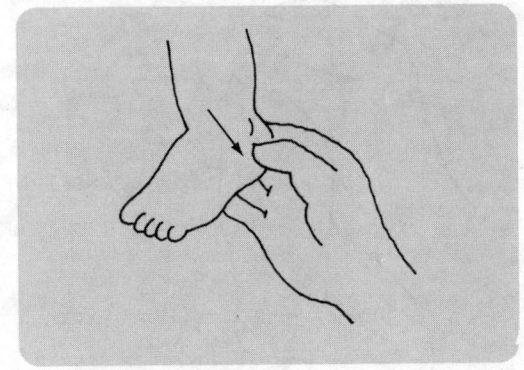

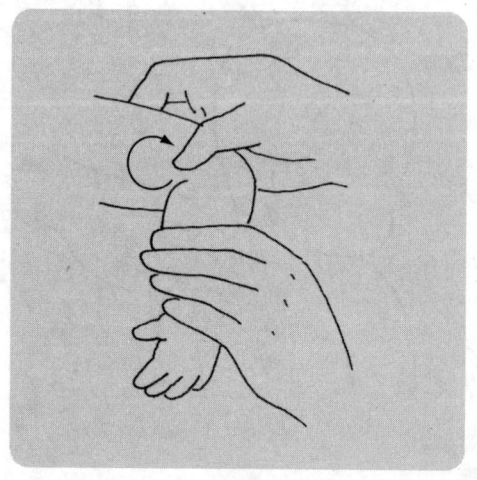

팔 관절의 측면에서 곡지(曲池)를 취해 5회 정도 눌러 돌립니다.

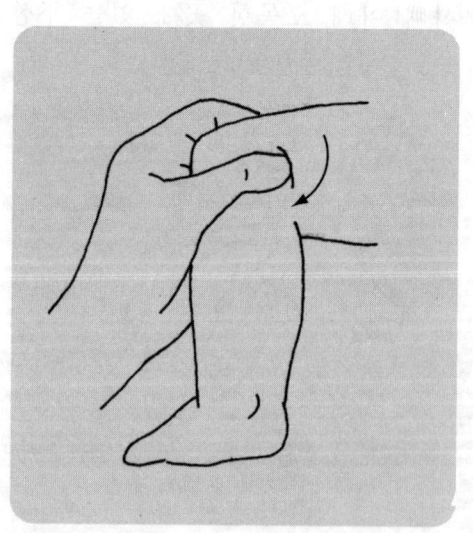

엄지와 네 손가락으로 무릎 위의 백충(百虫)을 5회 정도 움켜줍니다.

제4장 어린이 지압   233

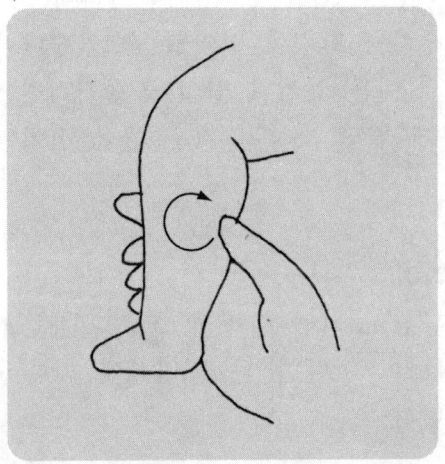

엄지와 네 손가락으로 종아리를 잡고 승산(承山)을 5회씩 움켜줍니다.

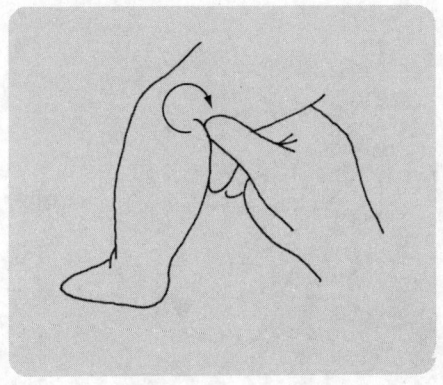

엄지로 오금 뒤의 위중(委中)을 좌우 각 5회씩 움켜줍니다.

어린이는 중추신경의 조절 능력이 완전하지 못하여 고열이 나거나 염증이 생기면 경련이 일어날 수 있습니다.
 경련이 일어난 아이를 업거나 안고 출렁거리면 아주 해롭습니다. 턱을 심하게 떨면 소독된 거즈 등을 접어 입에 물려줍니다.

(4) 밤에 우는 아이
 낮에는 잘 놀고 밤이 되면 심하게 울고 보채는 아이도 있습니다. 특별한 질병이 없다면 환경 변화에 대한 두려움의 표시일 수도 있습니다.

① 과식
 음식을 많이 먹고 소화를 잘 시키지 못하는 아이는 밤에 잘 웁니다. 대변에서 심한 냄새가 나고 둘째손가락 안쪽에 홍색을 띕니다.

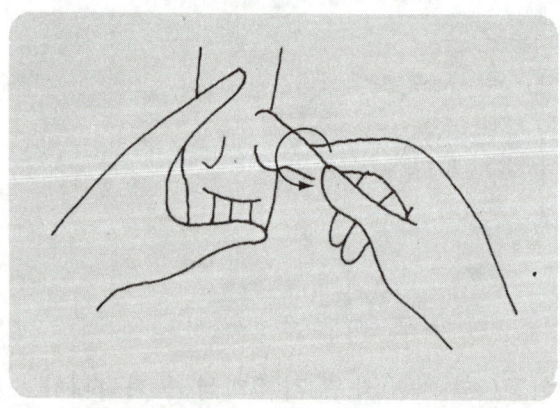

엄지의 지문부에 있는 비경을 문지릅니다. 좌우 각 100회~500회 반복합니다.

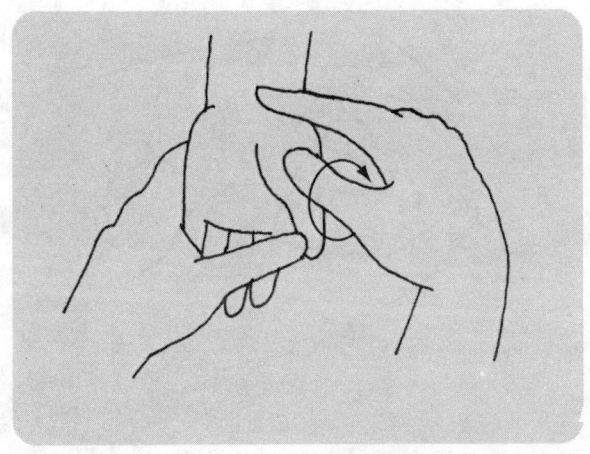

엄지의 근부(根部)에 있는 판문(板門)을 눌러 문지릅니다.
좌우 각 100회~300회 반복합니다.

네 손가락의 첫째주름을 사횡문(四橫紋)이라 합니다.
엄지로 좌우 각 100회~500회 정도를 문지릅니다.

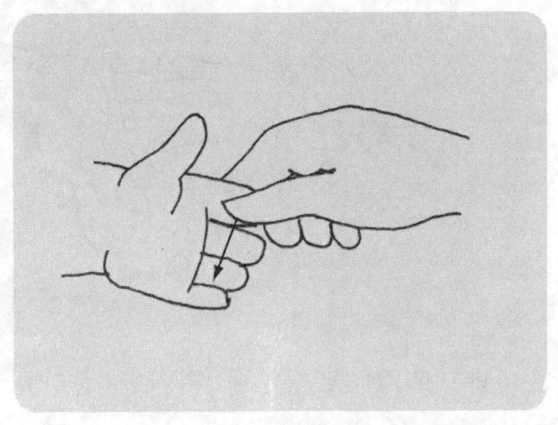

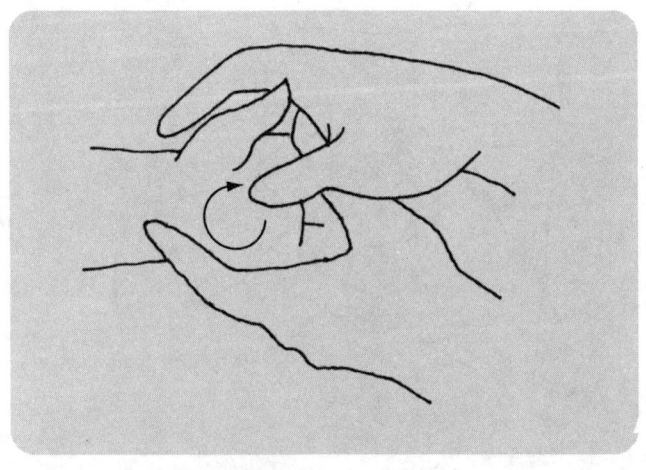

아이의 손바닥 중심부에 있는 내팔괘를 원을 그리듯 마찰합니다. 좌우 각 100회~300회 정도 반복합니다.

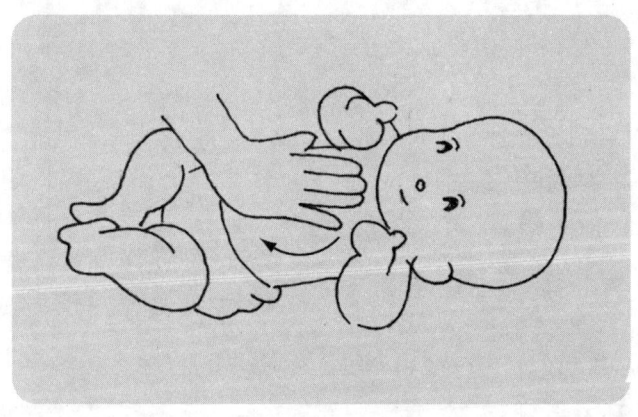

손바닥으로 배꼽 상부에 위치한 중완을 마찰합니다. 좌우 각 100회~300회 정도.

제4장 어린이 지압   237

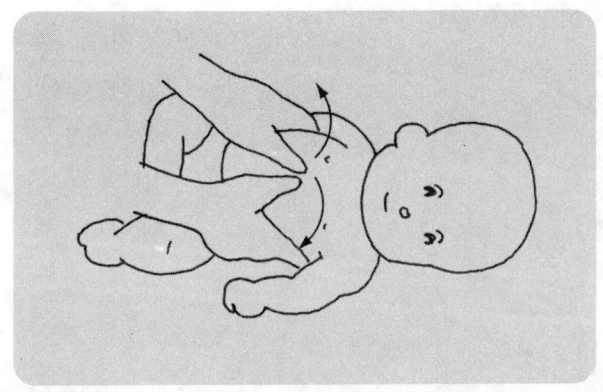

가슴의 전중(膻中)에서 양 측면으로 벌려 문지릅니다. 100회~200회 정도 반복합니다.

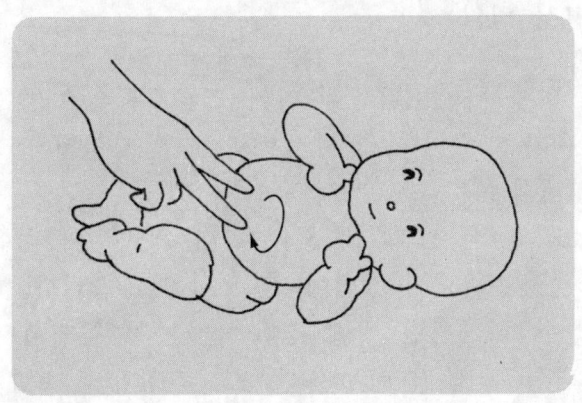

둘째손가락과 가운데 손가락으로 천추를 문지릅니다. 좌우 각 50회~100회 정도 반복합니다.

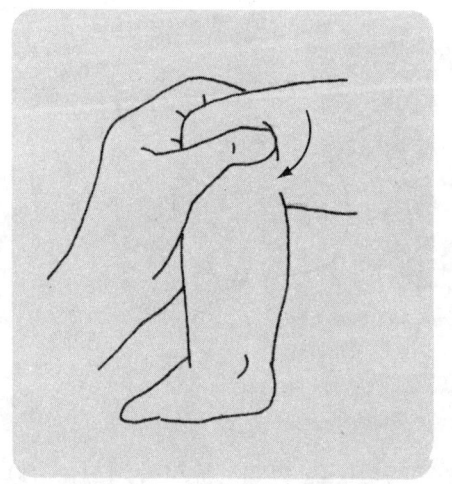

엄지로 무릎 아래에 있는 족삼리(足三里)를 좌우 각 50회~100회씩 눌러 문지릅니다.

② 선천성 허약

　머리가 뻣뻣하고 노란색을 띠며 조금 나 있으면 신체가 허약한 경우가 많습니다. 정서적으로 매우 불안해하고 밤에 잠을 못 잡니다.
　우는 소리가 나지막하고 손과 발이 차가우며 묽은 대변을 봅니다. 둘째손가락의 정맥이 잘 보이지 않습니다.
　위나 장이 허약하면 밤에 잠을 잘 자지 못합니다. 소변을 자주 보면서 잠을 잘 이루지 못하고 간장색의 소변이나 진한 소변, 황달 등이 있으면 간염을 의심할 수 있습니다. 간염에 걸리면 잠을 이루지 못합니다.
　드문 예로 장에 경련을 일으키기도 하는데 이때는 얼굴이 하얗고 입술이 붉게 충혈 됩니다.

제4장 어린이 지압   239

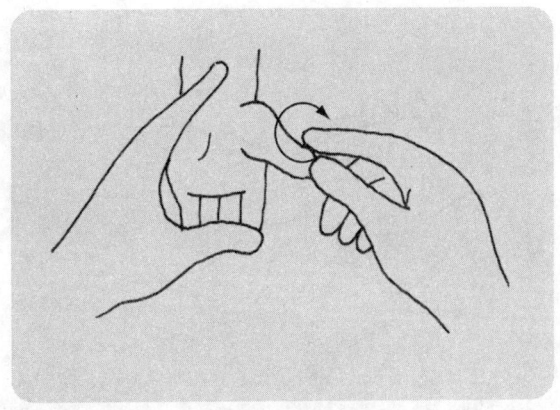

엄지 부분의 비경을 100회~500회 정도 문지릅니다.

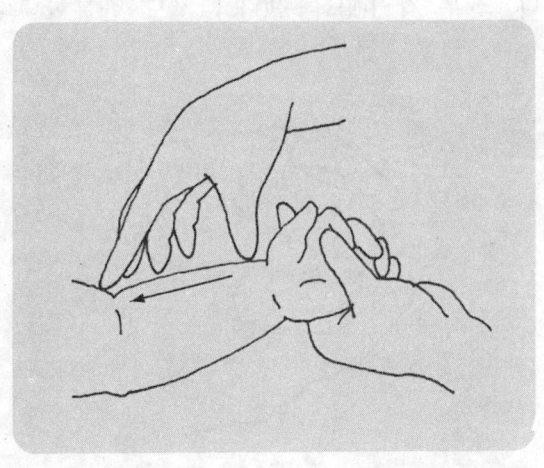

삼관(三關)을 위로 눌러 밉니다. 좌우 각 100회~300회 정도 반복합니다.

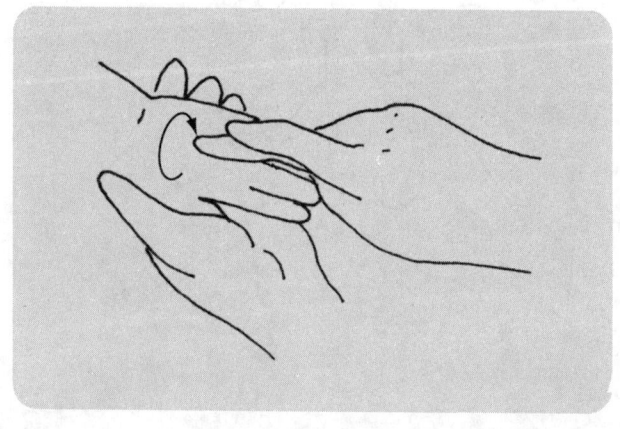

둘째손가락을 가운데 손가락 위에 올리고, 외노궁을 눌러 문지릅니다. 좌우 각 100회~300회 정도 반복합니다.

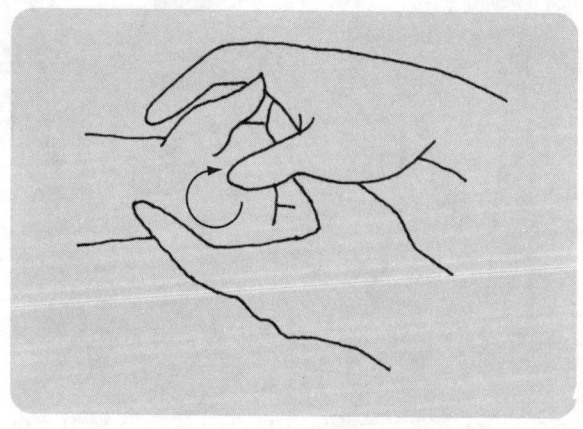

내팔괘를 원을 그리듯 마찰합니다. 좌우 각 100회~300회 정도 반복합니다.

제4장 어린이 지압   241

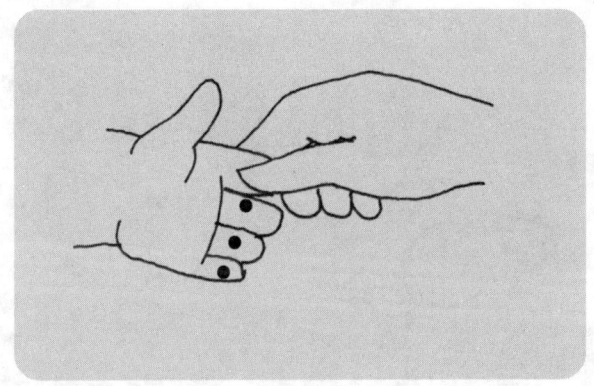

엄지를 세워 네 손가락의 첫마디 사횡문(四橫紋)을 5회 정도 누릅니다.

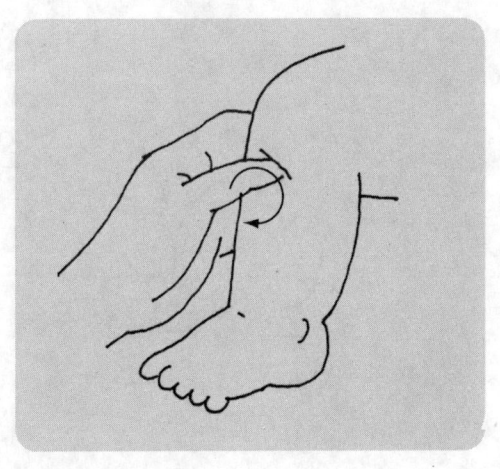

엄지를 족삼리에 대고 네 손가락으로 다리를 받칩니다.
좌우 각 50회~100회 정도 누르고 가볍게 돌립니다.

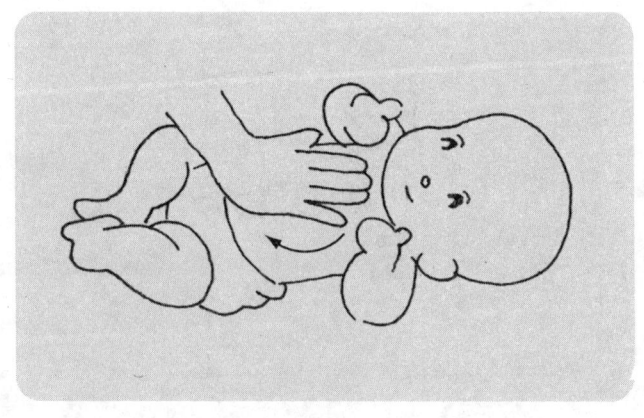

손바닥으로 배꼽 상방의 중완(中脘)을 100회~300회 정도 문지릅니다.

엄지와 둘째손가락으로 척추 양옆의 피부를 잡고 위로 기어가듯 이동합니다.
3~5회 반복합니다.
통증을 느끼지 않을 정도로 강도를 조절합니다.

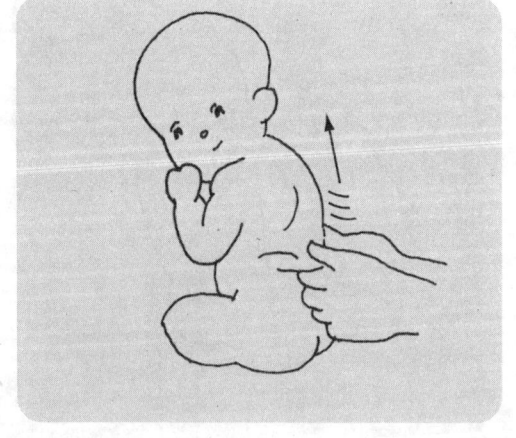

제5장 수족 안마

손과 발을 안마하여 질병을 치료하거나 건강을 유지하는 방법은 고대 중국의 도인(導引)으로부터 시작되었습니다.
수족안마의 개략적인 이론을 알아보고 간략한 활용법도 배웁니다.

수족 안마 건강법

지압은 전신의 경락을 이용하여 질병을 치료합니다. 그러나 손과 발에도 각 경락의 중요한 경혈이 모여 있어 손과 발만을 안마하여 건강을 유지할 수도 있습니다.

손과 발을 안마하거나 손과 발 그리고 귀 등의 어느 특정한 기관만을 선택하여 치료하는 방법도 전합니다.

그러나 이 모든 방법은 중국 경락학에 근거를 두고 있습니다.

1980년대를 전후로 동남아 일대에는 퇴폐적인 안마 산업이 극성을 이뤘습니다. 정부의 단속이 심해지자 수족 안마법으로 변신(?)하는 기발함을 선보였습니다. 이를 우리말로 해석해자면 발복욕(?)이랄까 그런 것입니다. 홍등가처럼 이상한 조명과 그렇고 그런 여인들이 득실대는 그런 추잡한 곳에서 수족안마는 다시 살아났습니다.

물론 고대의 문헌이나 여러 자료, 중의학의 한 이론에도 발과 손의 경혈을 설명하고 있습니다. 어느 정도의 효력이 있고 없고 보다는 간편하게 피로를 푼다는 생각으로 수족안마를 대합니다. 우리와 관계없는 지저분한 이야기는 접어두고…

많은 의자(醫者)들은 부분적인 기관에 한정된 치료법인 손침, 귀침, 발침, 벌침 등을 별로 신통치 않게 봅니다. 그러나 때로는 좋은 치료 결과를 보았다는 보고도 접할 수 있습니다. 우리 인체에는 생명의 주축이 되는 간, 신, 비, 폐, 심 등의 오장이 발전소와 같이 에너지를 조절하며, 여기서 전선처럼 각 기관으로 뻗어나갑니다. 혈관, 신경, 경락들이 각 기관으로 이어지고 끝으로 손과 발 그리고 귀 등 비교적 감각이 예민한 곳에 이릅니다.

반대로 이 마지막 예민한 곳을 다스리면 오장 육부를 쉽게 조절할 수 있다는 것이 국부 치료법의 근거를 이루는 이론입니다.

치료법은 질병을 퇴치하기 위해 존재합니다. 질병을 퇴치할 수 없는 것은 제 아무리 훌륭한 이론을 달고 다닌다해도 쓸데없는 잡소리에 지나지 않는 것입니다.

어느 곳이라도 자극을 가하면 그 흥분 반응이 다른 곳으로 전달됩니다. 이 전달 현상들이 잘 조화되면 치료에 도움이 될 수도 있을 것입니다. 체질을 바꿔 질병을 치료한다거나 면역력을 조절하여 질병을 치료한다고도 합니다.

이런 방법은 아마도 유전자의 DNA를 다 바꿔 여러분 마음대로 조절하기보다 더 어려울 것입니다. 체질이 무엇인데 물건 바꾸듯 바뀌겠습니까? 면역력이란 무엇이기에 마음대로 높이고 낮출 수 있답니까?

우리가 손발을 주무르고 안마하는 것은 모세혈관과 말초신경에 어떤 도움이라도 되게 하려는 노력의 하나입니다.

열심히 운동하여 노화를 늦추고 혈액 순환이 잘 되도록 팔다리 손발 모두 문지르고 주물러서 손해 볼일 없을 것입니다. 장황하게 떠벌리는 이유는 수족안마를 특수한 치료법으로 여기지 말라는 뜻입니다.

혈행을 좋게 하려는 노력의 하나라고 봅시다.

(1) 손발의 중요성

　피로에 지친 사람과 기절한 사람 등에게 자신도 모르는 행동으로 손과 발을 주무르고 치료를 위한 어떤 행동을 하게되는 것을 볼 수 있습니다.

　경락학에 의한 치료법도 손과 발의 많은 경혈을 활용하고 있습니다. 손은 뇌의 일부분이라고 까지 말하는 사람도 있습니다. 손에는 많은 말초신경과 혈관이 분포되어 있습니다.

　다섯 손가락 중 엄지는 폐경에 속하며 호흡계통과 연관이 있습니다. 그래서 엄지는 감기를 치료할 때 활용합니다. 일반 속설에 엄지의 관절이 크게 튀어나온 사람은 감기에 잘 걸린다 합니다.

　폐는 어깨와 연결되어 있고 폐경도 어깨를 지나 손으로 이어집니다. 이런 경락학에 근거하여 엄지를 안마하여 초기감기의 치료를 합니다.

　둘째손가락에는 대장경이 흐르고 있으며 소화기 계통과 연관되어 있습니다. 소화기계가 아주 나쁜 사람은 손마디가 불균형을 이루고 마디도 불거져 있습니다. 또 손마디를 누르면 심한 통증이 옵니다.

　둘째손가락의 가운데 마디는 위(胃)의 반사구(反射區)이며, 손바닥 쪽 첫째마디는 장(腸)의 반사구(反射區)입니다.

　손가락이 뻣뻣함을 보고 변비를 알 수 있고, 장의 이상 유무를 가리기도 합니다. 그래서 변비가 있는 사람은 항상 손가락을 주무르는 습관을 갖게 합니다.

　엄지와 둘째손가락을 벌리면 진통과 마취에 널리 사용되는 합곡(合谷)이 있습니다. 숙취, 치통, 위장의 이상에 이곳을 지압합니다.

가운데 손가락에는 심포경(心包經)이 흐르고 있으며, 정서적인 면과 혈액순환에 관여하는 기능이 있습니다. 혈행에 이상이 생기면 가운데 손가락에 이상이 진단됩니다.
 넷째 손가락에는 삼초경(三焦經)이 흐르고 있으며 임파액, 호르몬, 내분비 기능 등과 연관이 있습니다. 중년 부녀자의 갱년기에는 넷째 손가락에 통증이 오기도 합니다. 이 통증은 자연스런 통증이며 염려할 필요가 없습니다.
 다섯째 손가락의 안쪽에 심경(心經)이 지납니다. 새끼손가락 외측에 소장경(小腸經)이 지납니다. 새끼손가락을 안마하여 소화 흡수 능력을 좋게 합니다.

 다시 정리합시다. 엄지는 간장과 남성의 생식 기능과도 연관이 있습니다. 둘째손가락은 대장과 소장, 맹장과 위 등의 소화 기능과 연관을 짓습니다.
 넷째 손가락은 담과 연관을 집니다. 다섯째 손가락은 신장과 방광, 부인과 질병과 관계 있다고 봅니다. 손바닥은 심장과 신장으로 연관을 짓습니다.
 어린이의 손과 어른의 손을 다르게 설명합니다. 어린이의 설명은 이미 제4장에서 소개하였습니다.
 각 연관 관계를 실제로 증명할 수는 없습니다. 애석하게도 이론을 펴는 사람마다 연관관계를 제 주장대로 펴고 있는 실정입니다. 발의 어디는 신체의 어느 기관이다, 손의 어디는 신체의 어디 어디라는 주장은 주장일 뿐 완벽한 이론이나 근거가 없습니다.
 지금까지 학술적으로 받아들이고 있는 정설은 중의(中醫) 경락학(經絡學)의 경혈도에서 볼 수 있는 경락이 지나는 곳을 그 기관과 연관짓고 있습니다.

폐경이 연결된 곳에 폐와의 연관을, 간경이 흐르는 곳에는 간과의 연관을 …

수족 안마에서 70세 이상의 노인과 4세 이하의 어린이에게 강한 자극을 주지 않도록 주의합니다. 수족 안마의 이론에 따르면 좌측을 먼저, 우측을 나중에 시술합니다. 고서에 의하면 좌는 양(陽)이고 우는 음(陰)이라 했기 때문입니다. 양이란 기의 흐름이요, 음이란 혈의 흐름인데 기혈의 순환이 좌에서 우로 진행된다 하였습니다. 옛 서적에서 그렇게 적고 있으나 이것이 사실은 아닙니다. 그저 고대인의 개념적인 생각일 뿐입니다. 오른쪽이나 왼쪽이나 기와 혈이 모두 자유롭게 흐릅니다. 기는 일정한 통로가 없이 흐르며 혈은 일정한 동맥과 정맥을 따라서만 흐릅니다. 기혈은 영양물질과 생명을 영위할 수 있는 에너지의 이동을 가상의 개념으로 정리한 것입니다.

고서의 내용은 그 시대의 사상과 생각일 뿐입니다. 불변의 진리도 아니며 대단한 비방도 아닙니다.
《동의수세보원》,《동의보감》,《향약집성방》등은 중국 의학을 능가하는 우리의 귀중한 의학비전이라 말하는 학자도 있습니다.
아마도 이들 서적을 읽어보지 못했거나, 읽어도 무슨 말인지를 모르거나, 거기 써 있는 글이 어디서 온 것인지를 모르는 사람의 주장일 것입니다.
그저 하나의 단순한 자료일 뿐 그 이상도 그 이하도 아닙니다. 위서(僞書)나 양서(良書)나 자료로서의 값어치는 있기 마련입니다. 말 품을 파는 건강연구가, 동양의학 연구가, 지압

연구가, 대체의학 연구가 … 들의 주장에 현혹되는 어리석음을 범치 않기를 바랍니다.

음이고 양이고 기가 어떻고 혈이 어떻고 간에 운동 열심히 하고 잘 먹고 손발 열심히 주물러서 말초 혈행을 좋게 하려는 것이 수족 안마의 근간입니다.

손을 안마한 뒤에 바로 찬물에 넣지 맙시다. 모세혈관이 갑자기 수축되지 않도록 하려 함입니다. 공복 시에 손을 많이 안마하면 내장에 자극이 되어 별로 좋지 않다 합니다. 술에 취한 뒤 지나친 정신 흥분 상태에서의 안마는 효과를 기대할 수 없습니다.

왼손 → 오른손 → 오른발 → 왼발 → 오른발 → 오른손 → 왼손의 순서로 안마합니다. 손이란 팔꿈치 아랫니고, 발이란 무릎 아래를 말합니다.

(2) 반사구(反射區)

손과 발을 안마한다면 어떤 곳이든 영향을 줄 것입니다. 머리, 심장, 호흡기계, 내분비계, 임파선, 편도선, 어깨, 무릎 등의 관절 부위, 비뇨기관, 생식기관 등에 영향을 미치기야 하겠으나 이를 이용하여 질병을 치료한다는 것은 확신 할 수 없습니다.

치료법이 아니라 단순한 건강법으로 여기기 바랍니다.

① 경부(頸部)

양손과 양발, 엄지의 지근부(指根部) 안쪽에 위치합니다.

목이 뻣뻣하면 팔목과 발목을 돌려 혈액 순환을 돕습니다.
굽이 높은 신발을 신는 여성에게 목의 통증이나 편두통이 생기기 쉽습니다. 또 허리나 골반에도 나쁜 영향을 미칩니다. 건강을 위해서는 낮은 굽의 신발을 신어야 합니다. 사실 높은 굽을 선호하는 것은 자기 열등감을 채우려는 행동에 지나지 않습니다. 높은 굽이나 낮은 굽이나 달라지는 것은 아무 것도 없습니다. 더 예뻐 보이지도 않고 더 못나 보이지도 않습니다. 자기 혼자의 착각일 뿐입니다. 건강을 위한다면 가장 미련한 짓인 높은 신발을 버립시다.

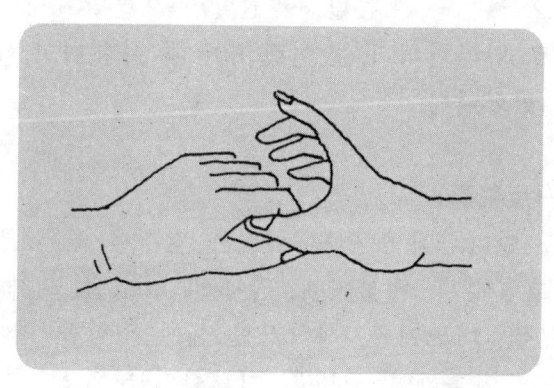

손가락 관절을 뚝뚝거리며 꺾거나 잡아당기거나 이상한 행동을 하지 맙시다. 팔목과 손가락의 힘을 풀고 가볍게 돌립니다. 또 손을 털어 주는 동작도 좋습니다. 팔을 아래로 내리고 발뒤꿈치를 들면 효과가 더 좋습니다.

제5장 수족 안마　251

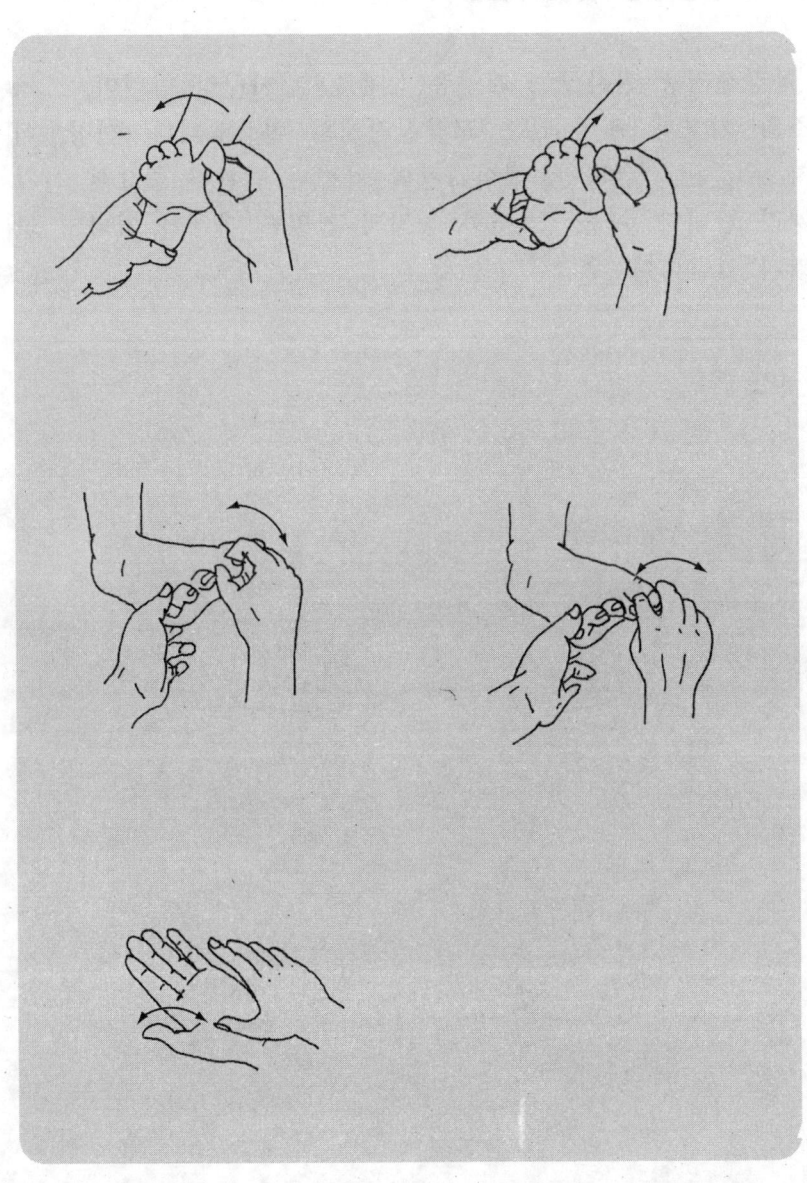

② 복강신경총(腹腔神經叢)

 복강신경총 반사구는 태양총(太陽叢) 반사구라 합니다.
소화 기능과 관계 있는 교감신경계의 일종입니다. 신장, 이자, 위, 간, 장, 방광, 생식기관의 기능과 연관된 중요한 신경계라 합니다. 이들 중 소화 능력과 긴밀한 관계가 있다고 알려져 있습니다.

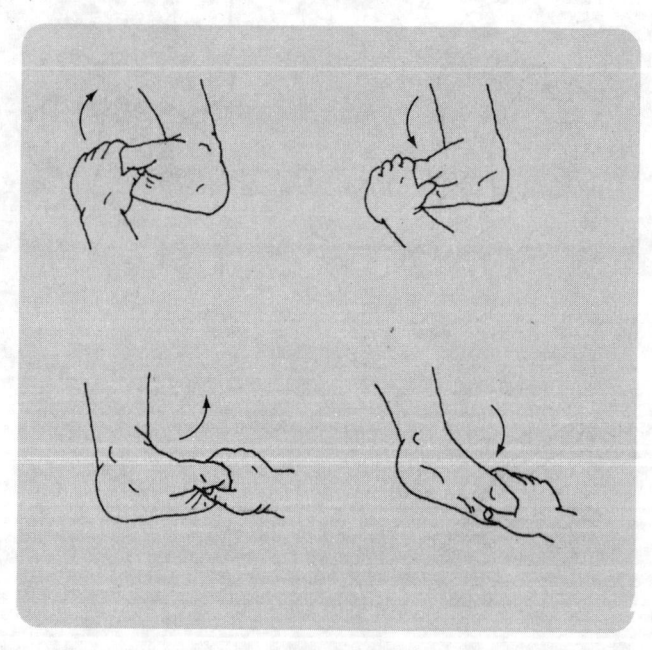

③ 심장(心臟)

안색이 변하는지 관찰하며 너무 심한 자극이 되지 않게 주의합니다. 심장은 한번도 쉬지 않는 특수한 기관이며 심방(心房)과 심실(心室)로 구성된 텅 빈 기관입니다.

호흡곤란과 맥박이 일정하지 못한 때 이 반사구를 안마합니다. 심장 반사구는 좌측 손바닥 넷째, 다섯째 사이의 아래 2寸에 있습니다. 또 발가락의 경우도 넷째, 다섯째 사이에서 찾습니다.

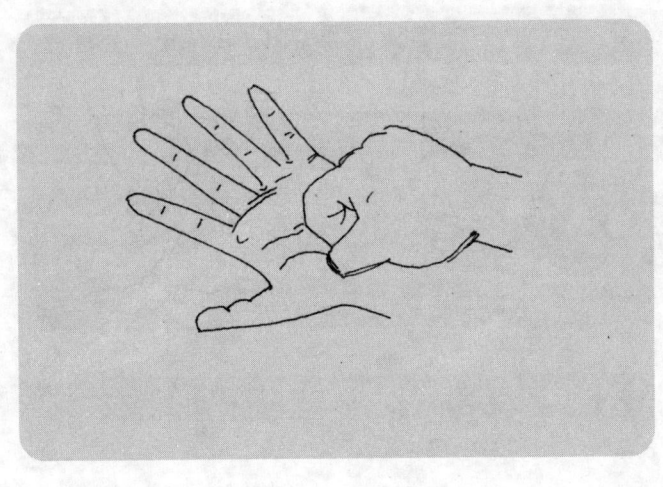

④ 호흡계(呼吸系)

좌측 코의 반사구는 오른손과 오른발에 있고, 우측 코의 반사구는 왼쪽에 있습니다.
 발가락 안쪽의 오목한 곳이 반사구이며 호흡기의 질병 치료에 응용할 수 있습니다. 엄지와 엄지발가락에도 반사구가 있습니다.

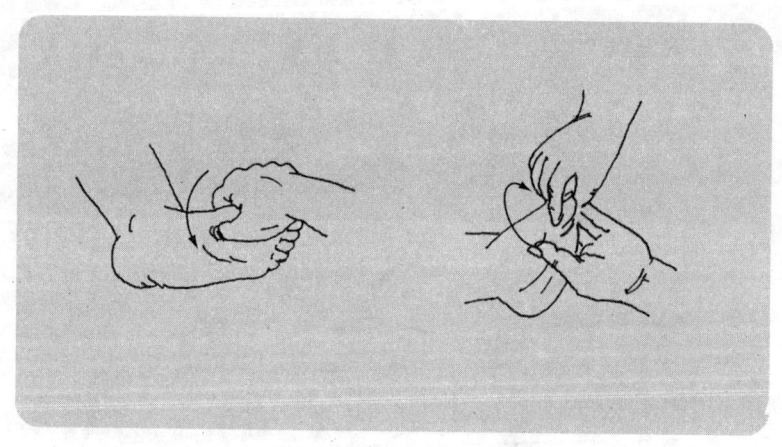

제5장 수족 안마   255

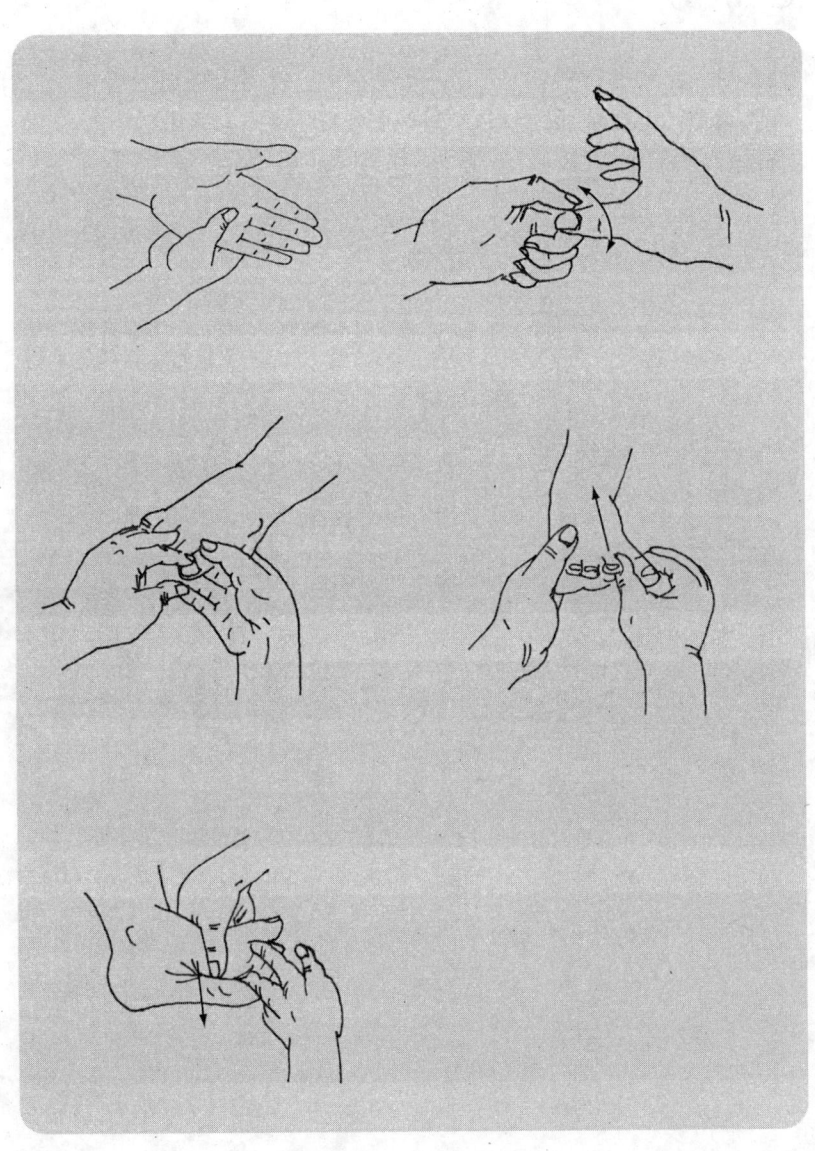

⑤ 위(胃)

엄지와 둘째손가락의 근부 교차점에 위치합니다. 발에는 엄지발가락 아래에 있습니다.

 위에 이상이 있으면 우선 따뜻한 차를 마신 후 반사구를 안마합니다.

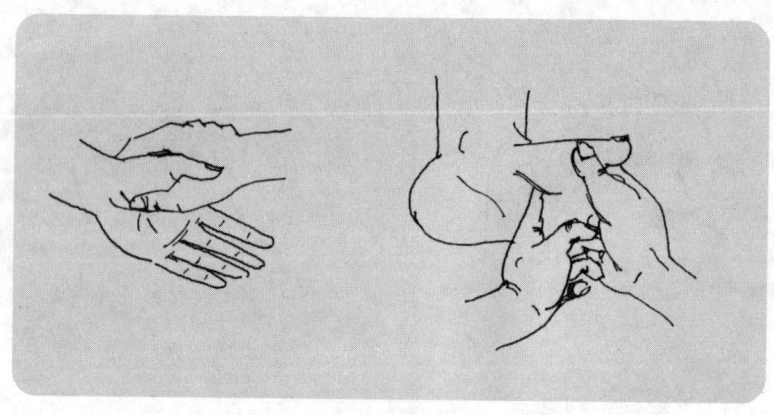

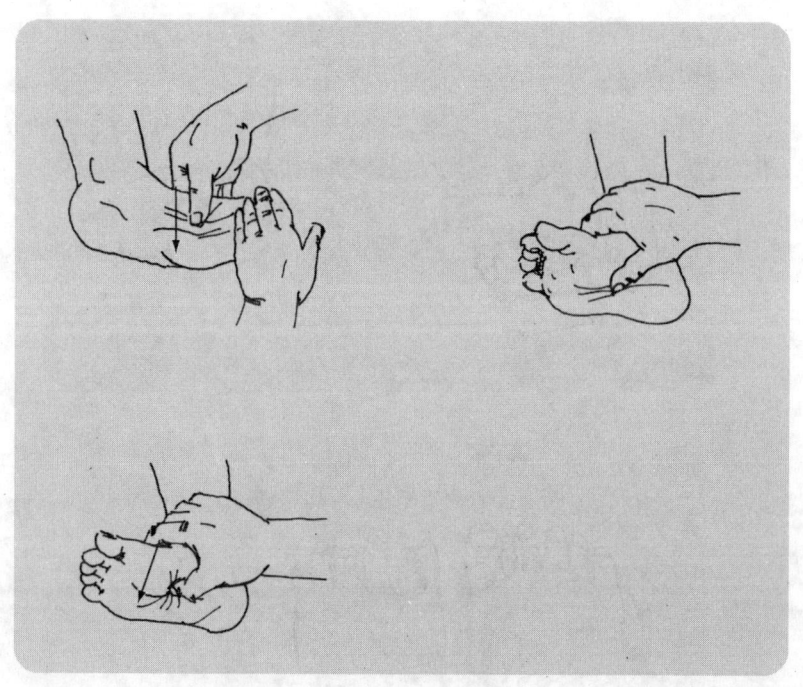

⑥ 편도선(扁桃腺)

편도선은 인후부에 세균이 감염되는 것을 방지하는 구실을 합니다. 그래서 가능하면 제거하지 않는 것이 좋습니다.
편도선 반사구는 엄지와 엄지발가락 위 오목한 곳에 있습니다.

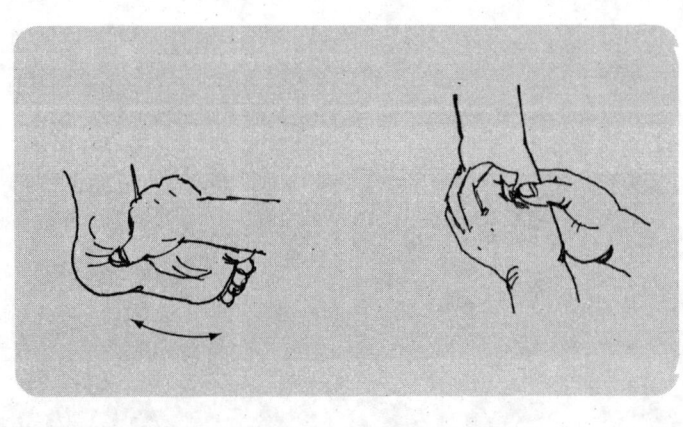

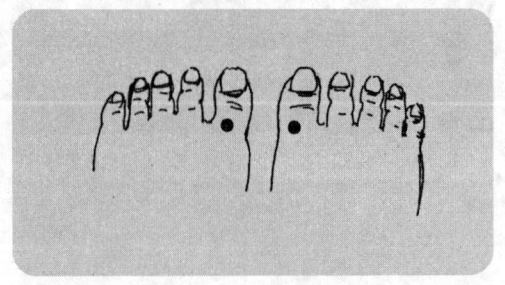

⑦ 수뇨관(輸尿管)

 신장과 방광사이에 일직선으로 연결된 관이며 좌우에 있습니다. 길고 얇은 근육 층으로 이루어졌는데, 이곳에 이상이 생기면 하복부에 아주 심한 통증이 옵니다.

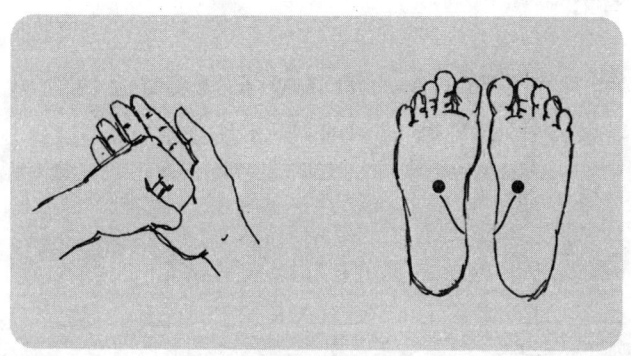

⑧ 방광(膀胱)

방광 반사구는 발의 안쪽 뒤꿈치에 위치합니다. 손에는 손목 근처의 손바닥에 있습니다.

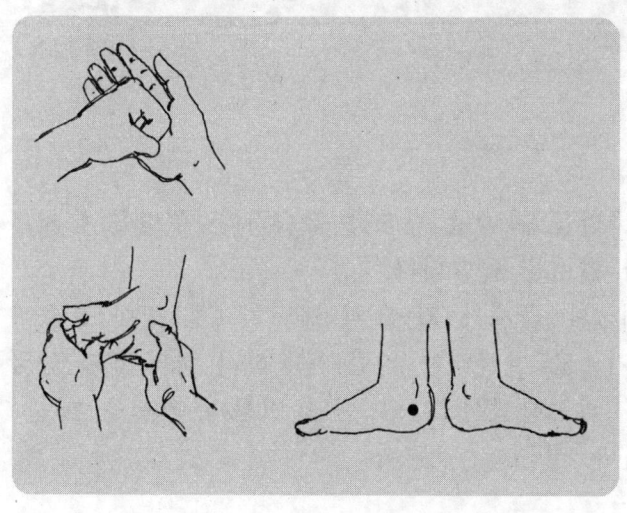

⑨ 생식기

손에는 척골소두(尺骨小頭) 상방에 위치하고 있으며, 발에서는 발뒤꿈치와 복사뼈 사이에서 찾습니다.

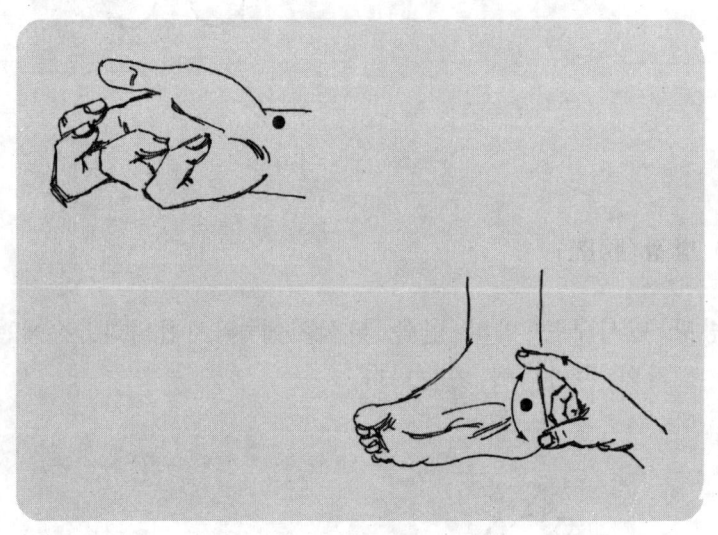

반사구만을 자극할 필요는 없습니다. 주변을 문지르거나 주물러서 혈행을 돕습니다.

성 기능에 문제가 있어 의사의 치료를 받아도 효과가 없다면 성기능을 자극하는 약을 복용하려 하지말고, 중국무술 전문가와 의논하십시오. 수 백년 전통의 비법을 배울 수 있을 것입니다.

⑩ 손과 발의 주요 경혈

각 경락의 중요한 치료점이 손과 발에 많이 분포되어 있습니다. 다음의 경혈들을 참고 바랍니다.

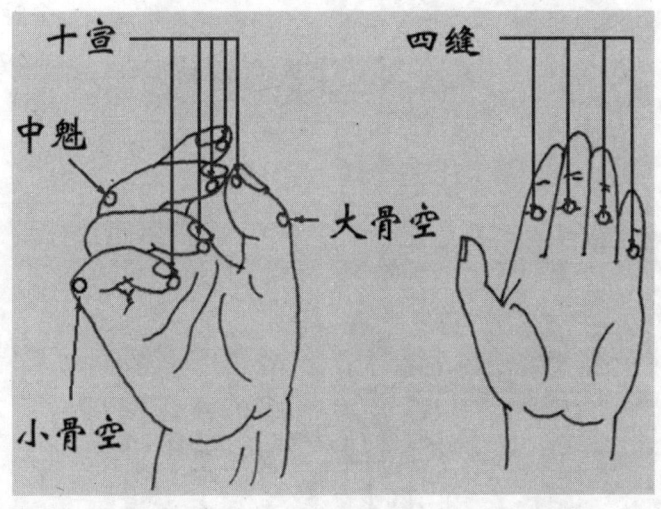

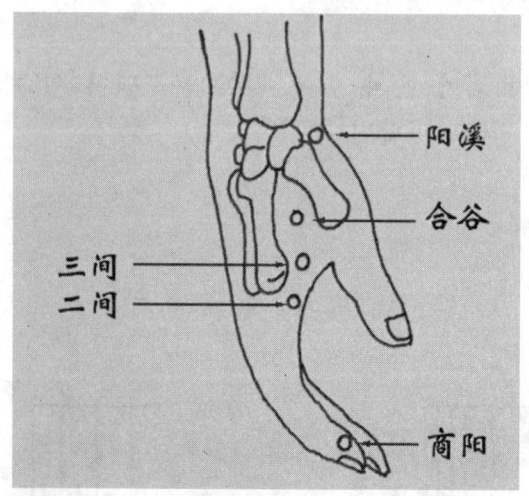

합곡은 두통과 현기증, 눈의 충혈, 치통 등 주로 통증을 다스리는데 사용되는 대표적인 혈입니다.
수양명대장경의 제4혈입니다.

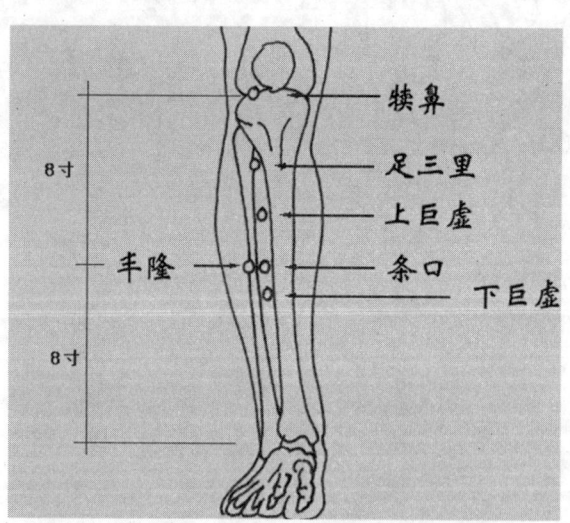

족삼리는 족양명위경에 속하는 상용혈입니다.
구토 설사를 다스리고 가슴의 통증과 정신질환, 중풍 등을 치료할 때 두루 쓰입니다.

삼음교는 비위의 허약과 월경의 이상 증세, 소화불량을 다스립니다. 잠을 이루지 못하면 이 경혈을 문지릅니다.

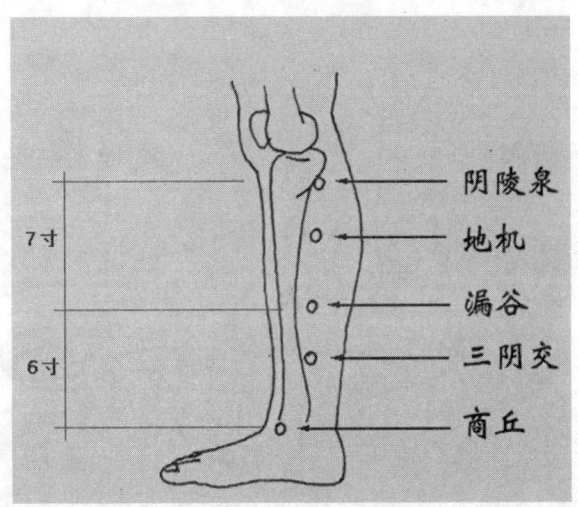

가슴이 뛰고 답답하며, 혼수상태 등을 다스릴 때 소충을 택합니다.

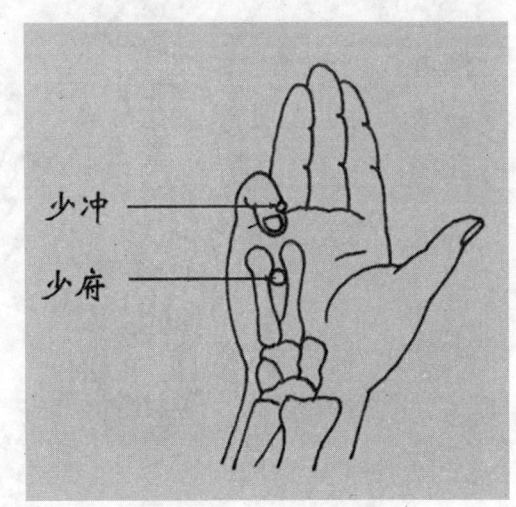

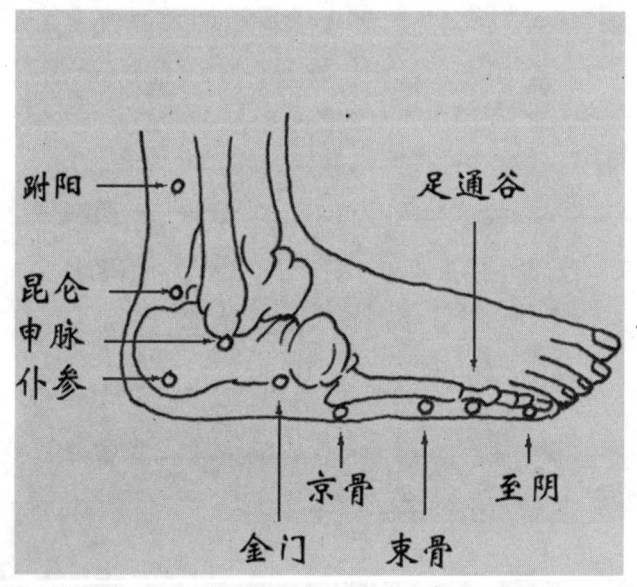

지음은 현기증과 두통, 코피, 난산과 소변의 불통 등을 치료할 때 취하는 경혈입니다.

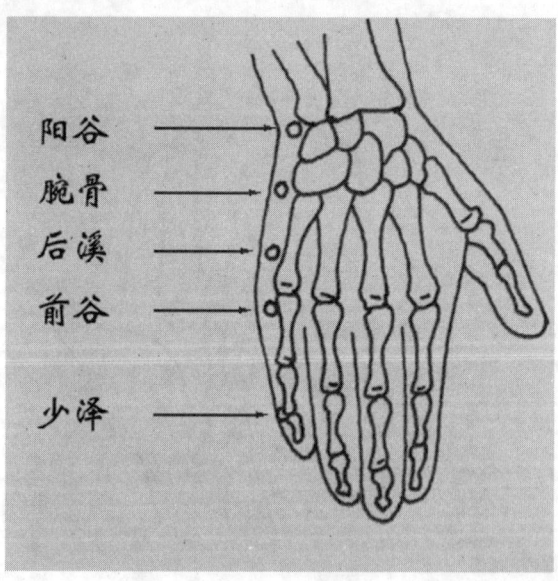

양곡은 어지럼증과 어깨의 통증, 요통을 치료할 때 취합니다. 치통과 치질의 치료에도 취혈합니다.

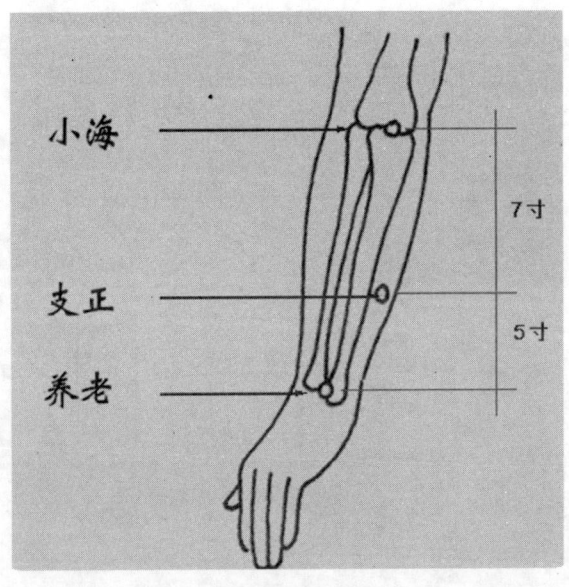

용천은 인후통과 대소변 곤란, 성기의 통증, 두통과 어지럼증을 치료할 때 취합니다.

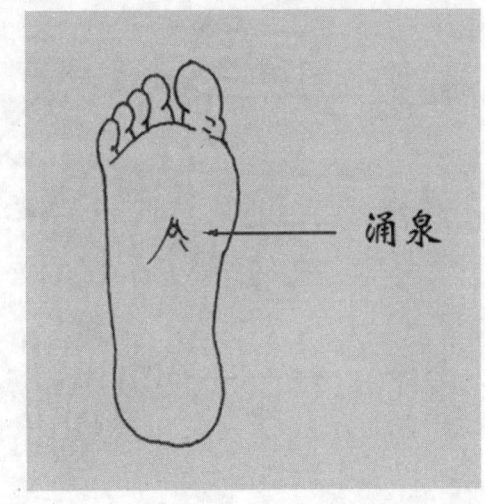

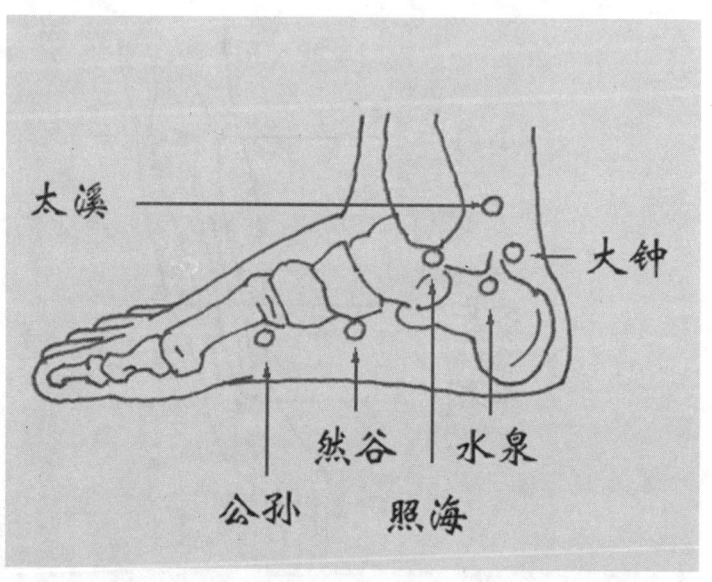

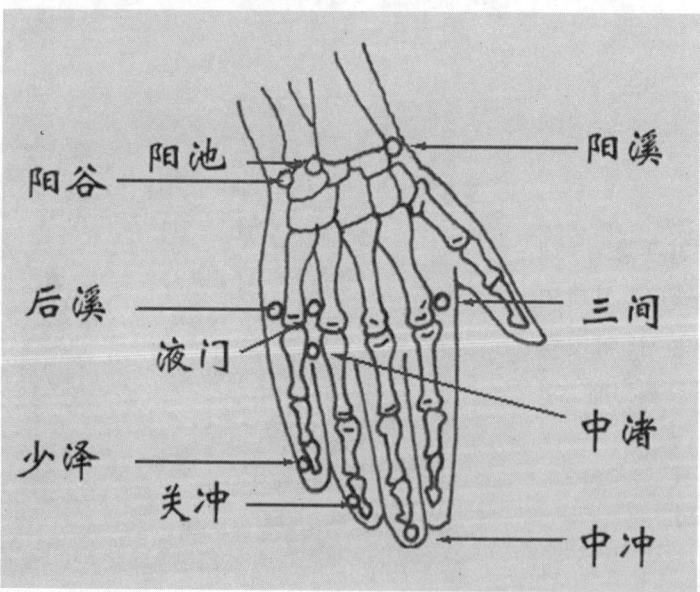

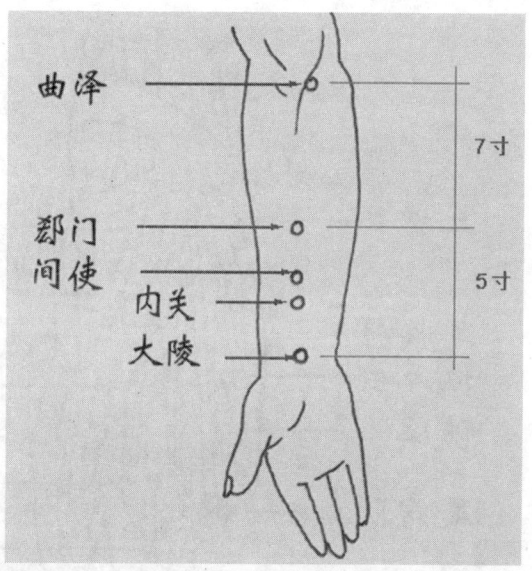

노궁은 가슴과 옆구리의 통증, 코피를 멈추게 할 때 취합니다.
구취 치료에도 활용합니다.

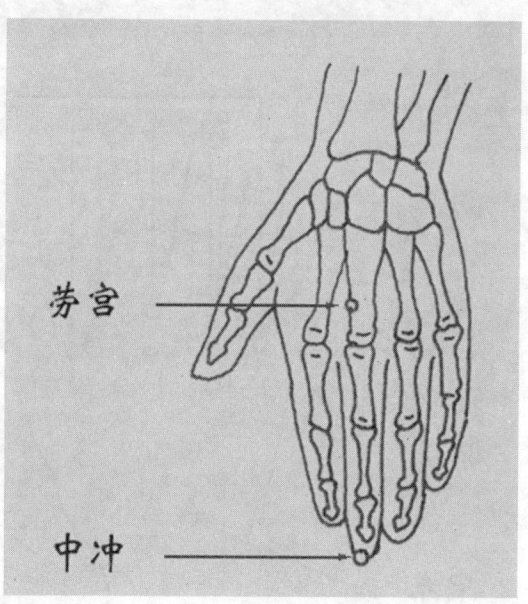

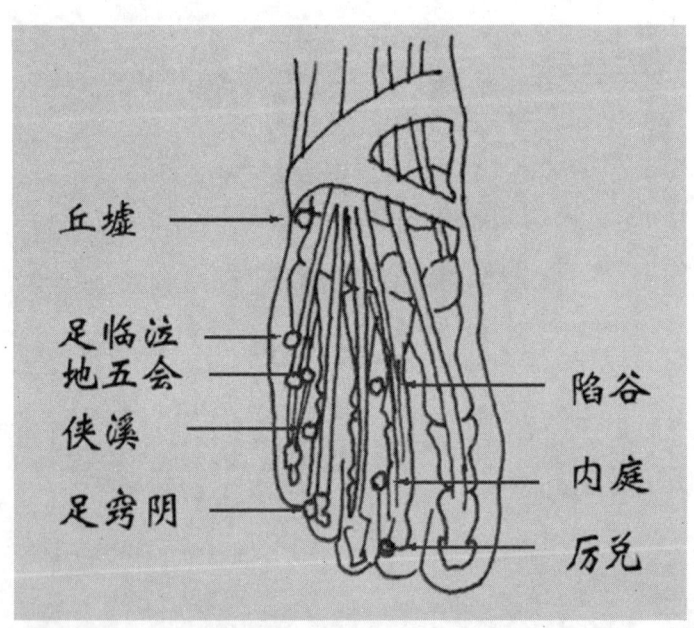

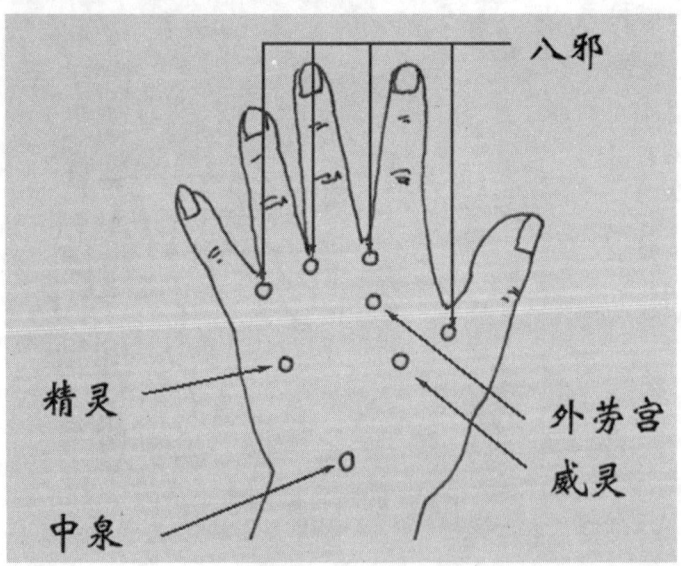

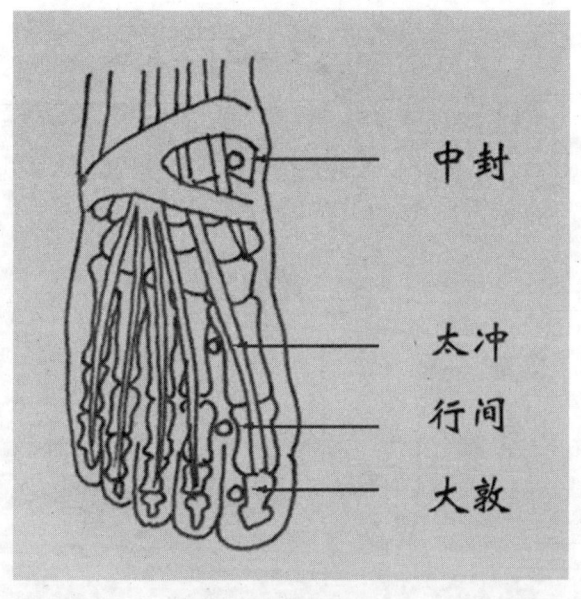

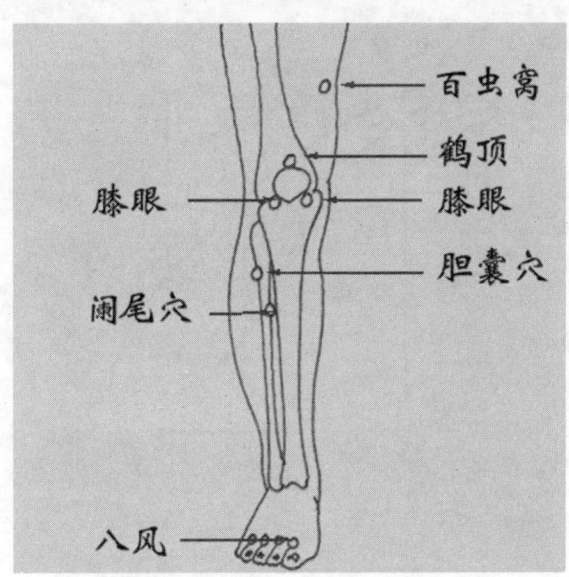

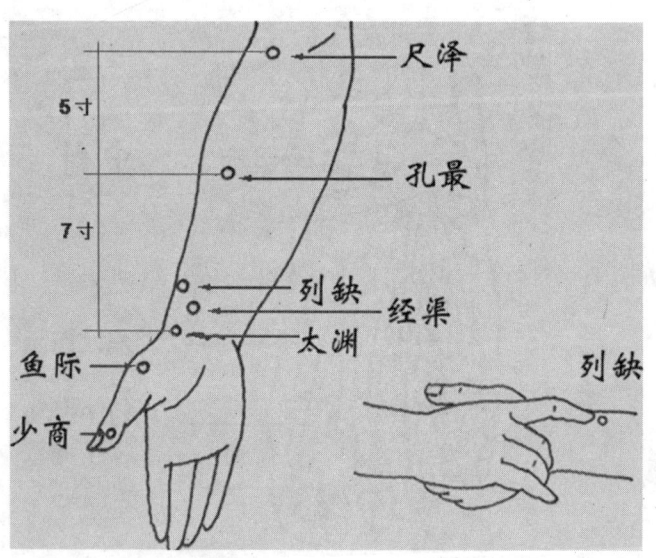

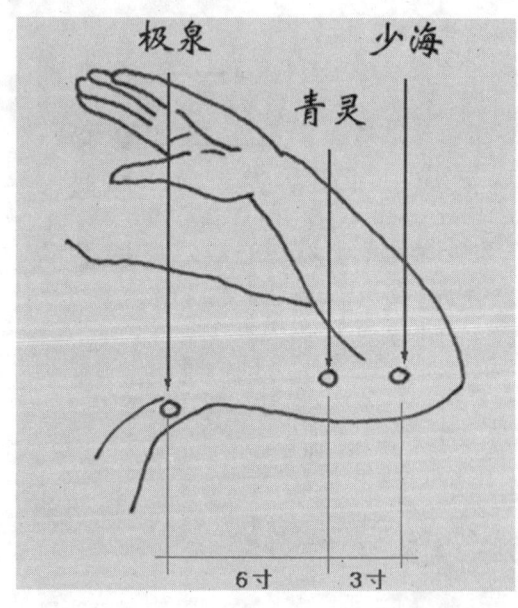

소해는 정신질환을 치료하거나 두통과 귀울림을 치료할 때 취합니다. 얼굴의 부종을 가라앉힐 때도 활용되는 경혈입니다.

(3) 발 건강법

발 건강법은 고대로부터 중요하게 여긴 양생법의 일종입니다. 《내경(內經)》에서는 "…양족(養足)…"이라고 적고 있습니다.

여름이나 겨울에 하체나 발을 너무 차갑게 하면 혈행이 나빠지고 건강을 해칩니다. 한(寒)은 여러 질병에서도 치료가 어려운 병인(病因)입니다. 한(寒)은 일종의 아주 나쁜 자극성 요인입니다.

복부가 팽창하거나 위통, 설사 등의 위장질환이 있으면 발을 자극할 경우 민감하게 반응을 보입니다. 발에서 시작되는 경맥이 여섯이며, 기경팔맥을 합하면 모두 9경맥이 발에서 시작됩니다. 이런 이유로 발의 중요성이 더욱 강조됩니다.

발에는 전신으로 가는 경락이 연결되어 있으므로 장부(臟腑)의 기능과 밀접한 연관이 있다고 생각합니다. 중국의 고대 양생법에도 관지법(觀趾法)이 기록되어 있습니다.

요즘의 발반사요법(足反射療法)은 고대의 기록과 경락학을 근거로 창시했다기보다 서양식의 맛사지에 동양의학의 이론을 꿰 맞춘 것입니다. 내용이야 어찌되었든지 반사구에는 많은 경락과 기혈(奇穴)이 분포되어 있으며 자율신경의 활동과도 관계 있다 합니다. 이를 조절하여 원거리에 있는 내장 각 부의 기관을 조절하려는 의도는 근본적으로 침술의 이론과 크게 다르지 않습니다.

발 건강법은 침술이나 뜸 보다 시술 후의 부작용이 적습니다. 경험과 가상의 이론을 떠나 건강 치료법으로 발전되고 깊이 있는 연구가 이루어지기 바랍니다.

① 치료를 위한 연구

· 머리 － 엄지발가락 아래의 근육이 튀어나온 부분과 뇌의
　　　　신경계가 연결된 것으로 봅니다. 오른쪽 대뇌의 반
　　　　사구는 왼발에 위치하고, 왼쪽 대뇌의 반사구는 오
　　　　른발에 위치합니다.
　　　　고혈압, 중풍, 두통, 실면(失眠), 시력의 이상, 뇌성
　　　　마비 등의 치료에 응용할 수 있다 합니다.

· 호흡기계 － 양 발바닥과 발가락 사이에서 아래로 1횡지(橫
　　　　指) 내려서 찾습니다.
　　　　폐렴과 기관지염, 결핵, 가슴 답답함을 치료하는데
　　　　활용할 수 있습니다.

· 위장 － 발가락 관절 아래에서 찾습니다. 척골(蹠骨)과 지
　　　　관절(趾關節)의 아래 1횡지(橫指)에서 정합니다.
　　　　위통과 헛배, 속 메스꺼움, 소화불량, 급만성위염,
　　　　위하수 등의 치료에 활용할 수 있습니다.

· 십이지장 － 발바닥의 제1척골(蹠骨)과 지골(趾骨) 관절의
　　　　아래 위치합니다.
　　　　복부가 팽창하고 소화가 안되며 십이지장궤양 증
　　　　세를 보일 때 취하는 반사구입니다.

· 이장(胰臟) － 발의 안쪽 오목한 곳에서 정합니다.
　　　　당뇨병이나 신진대사 이상의 치료에 활용됩니다.

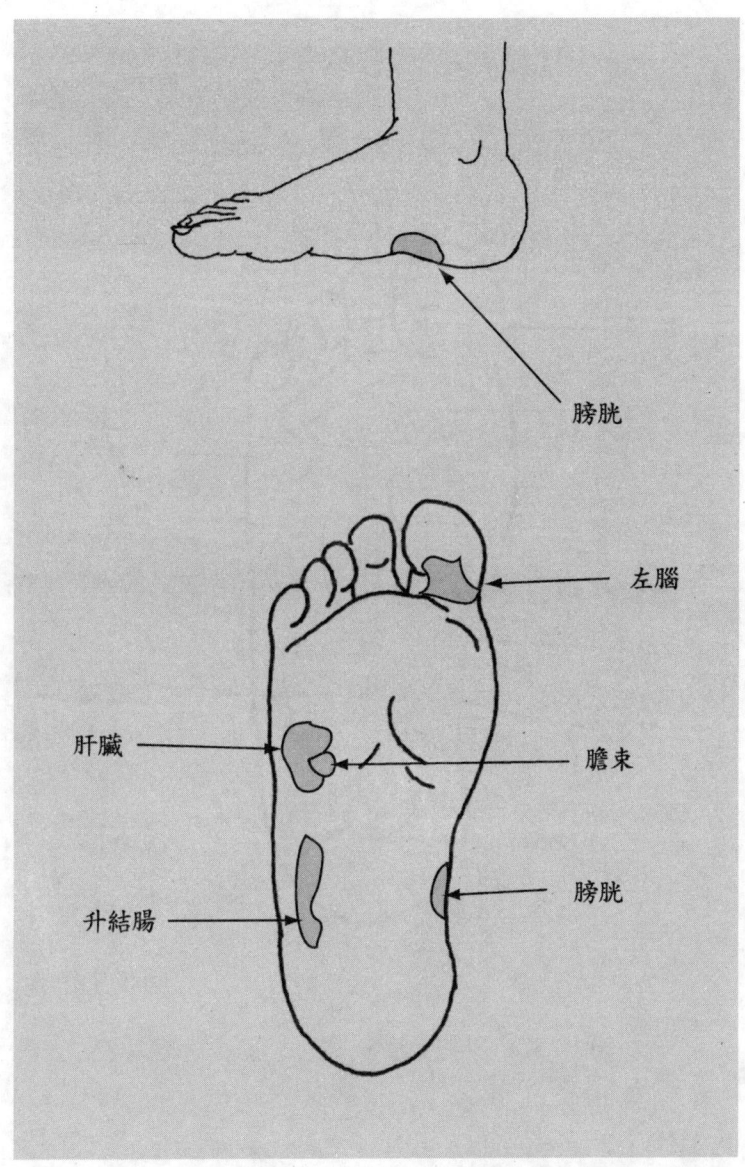

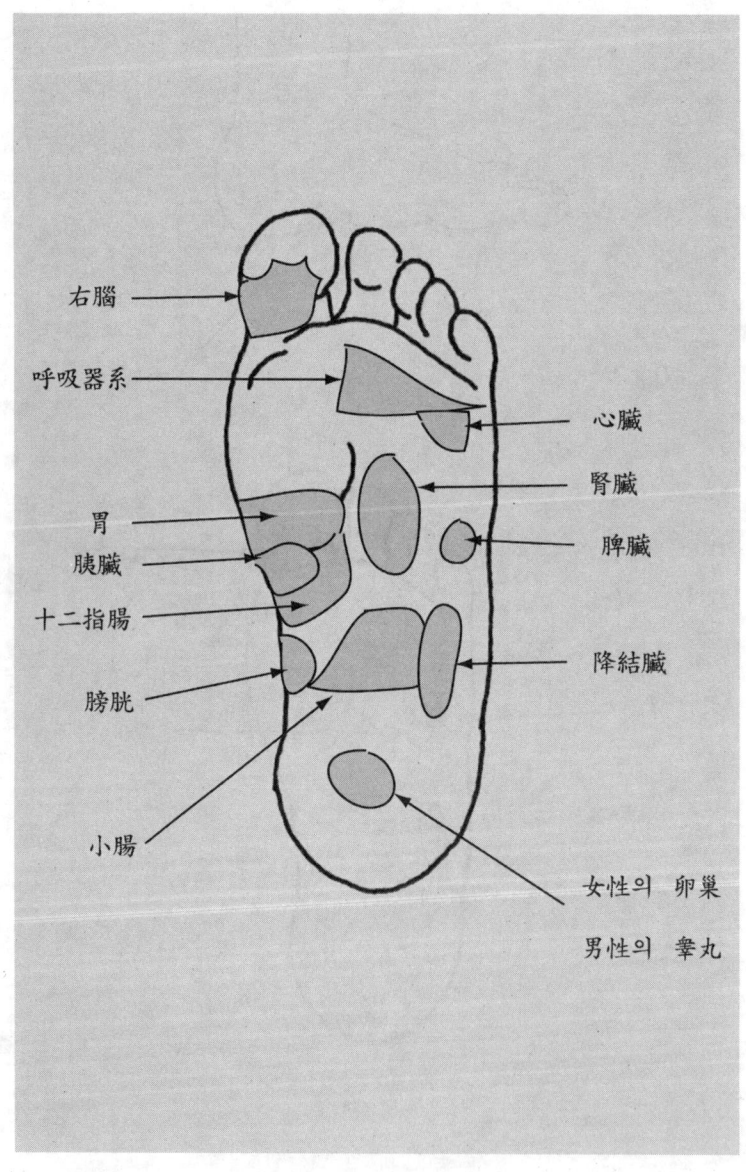

· 간장(肝臟) - 제4척골(蹠骨)과 제5척골(蹠骨) 사이에 위치합니다. 폐 반사구의 아래에서 찾습니다.
간염이나 간 질환의 후유증과 만성피로의 치료를 위한 임상 연구가 활발하게 진행되고 있습니다.

· 담낭(膽囊) - 오른발 제3척골(蹠骨)과 제4척골(蹠骨) 사이에 위치합니다. 간 반사구 안에 위치합니다. 결석이나 황달, 소화불량의 치료에 활용합니다.

· 신장(腎臟) - 발바닥의 오목한 곳에서 찾습니다.
혈관의 이상, 관절염, 습진, 부종, 신장 기능저하에 활용합니다.

· 방광(膀胱) - 발바닥의 측골(側骨)의 아래에 있습니다.
방광염, 요도염, 신장과 수뇨관(輸尿管)의 이상에 활용합니다.

· 소장(小腸) - 발 아래의 오목한 곳에서 뒤꿈치 쪽에 위치합니다. 결장(結腸)의 이상증세를 다스립니다.

· 승결장(升結腸) - 왼발의 소장(小腸) 반사구 외측에서 찾습니다. 변비, 설사, 복통을 다스릴 때 활용합니다.

· 횡결장(橫結腸) - 발바닥의 중간에서 정합니다. 복통, 설사, 변비에 적용합니다.

- 강결장(降結腸) - 좌측 발의 외측에서 찾습니다. 변비와 복통, 설사에 활용합니다.

- 심장(心臟) - 좌측 제4척골(蹠骨)과 제5척골(蹠骨) 사이에서 찾습니다. 폐 반사구 아래에 있습니다. 가슴이 뛰고 답답한 증세와 심장질환을 다스리는 효능이 있다고 합니다.

- 비장(脾臟) - 왼발의 심장 반사구 아래에서 정합니다. 식욕 부진과 감기 치료에 활용합니다.

- 생식선 - 발뒤꿈치 부근에서 정합니다. 성 기능과 관계된 반사구입니다.

- 하복부 - 밖 복사뼈 후방에서 정합니다. 생리통을 다스립니다.

- 성기 - 방광 반사구와 연결된 발뒤꿈치 안쪽에 있습니다. 요도염, 요로 감염을 다스립니다.

여러분의 아낌없는 성원으로 개정3판을 준비했습니다. 1판과 2판에서 편집부의 실수로 인해 많은 오자(誤字)와 탈자(脫字)가 발생해 불편을 드린 점 진심으로 사과 드립니다.
앞으로 저희 편집부에서는 좋은 책 만들기에 최선을 다하겠습니다.

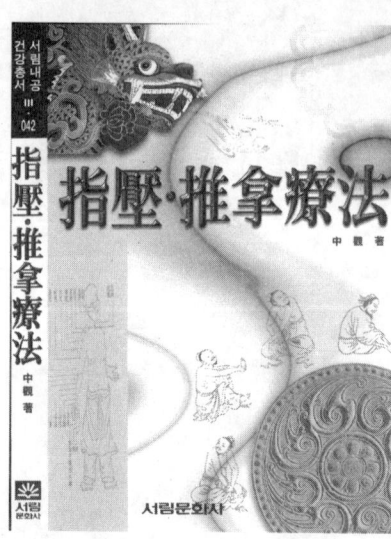

지압 퇴나요법

中觀 지음

값 35,000원

부록 1 CD-타이틀

모든 경락을 손쉽게 찾아볼 수 있는 CD-ROM TITLE 입니다. 각 경혈이 어떤 질병치료에 활용되는지 상세히 설명하고, 국제표준 경혈 부호도 수록하였습니다.

부록 2 中醫經穴圖

COLOR 전지6장의 대형 경락 괘도입니다. 지압과 퇴나 그리고 기공치료에 활용할 수 있도록 상세한 그림으로 제작하였습니다.

중국의학의 대표적인 치료법인 침구와 퇴나의 이론을 간략하고 명쾌하게 해설하였습니다.
각 경혈의 명칭 유래와 주치도 알기쉽게 요약하였습니다.
가정에서 손쉽게 활용할 수 있도록 증상에 따른 지압점과 퇴나의 요령도 수록하였습니다.
지압과 침술과 퇴나, 기공치료 등에 폭넓게 활용할 수 있습니다.

각 경락과 경혈에는 국제표준 기호를 기록하였고 간체자와 번체자를 모두 표기하여 여러분의 연구에 도움이 되도록 하였습니다.

CD-ROM TITLE에는 한글 순서에 의한 경혈찾기를 수록하여 누구라도 손쉽게 공부할 수 있습니다.

http://www.kung-fu.co.kr

고전과 현대를 넘나드는 저자의 해박한 지식을 만나보십시오.
여러분이 궁금해하는 내공이나 기공수련의 모든 궁금증을 해결할 수 있습니다.
내공의 진위를 가릴 수 있는 판단력도 얻을 수 있습니다.

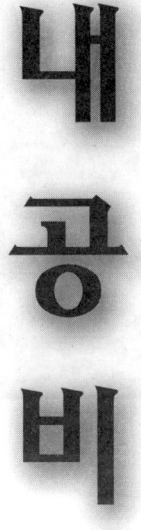

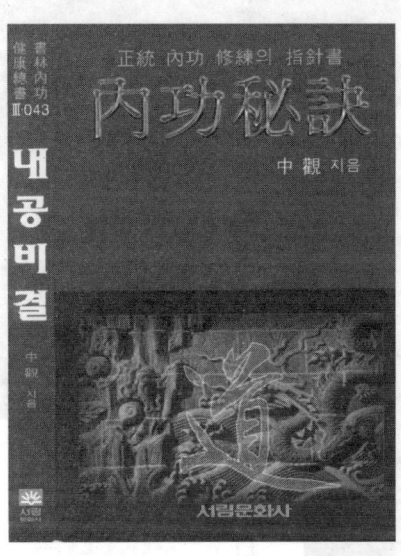

값 15,000원

고대로 부터 전해 온 팔단금과 역근경 등의 고전 내공법에 관해 알아봅니다.

수 많은 자료에서 찾아 정리한 내공의 진수를 여러분께 낱낱히 공개합니다. 입에서 입으로 전하는 차력이나 기공의 속임수를 최초로 공개합니다. 진정한 내공이란 무엇이며, 기공수련은 어떻게 하는 것이며 어떤 체계로 이루어지는지도 알 수 있습니다.

하도, 낙서, 주역, 팔괘, 노자의 도덕경, 황정경, 주역참동계란 과연 어떤 내용을 담고 있는지도 알아봅니다.

정통내공 수련자를 위한 가장 확실한 지침서!!

서림문화사   서울 종로구 종로 6가 213-1 영안빌딩 405호
전화 (02) 763-1445 742-7070

실용 지압치료   값 14,000원

3판1쇄 2017년 7월 25일 인쇄
3판1쇄 2017년 7월 30일 발행

편 저 자/ 박 종 관

발 행 처/ 서림문화사
발 행 자/ 신 종 호
주   소/ 경기도 파주시 광탄면 장지산로
         278번길 68
홈페이지/ http://www.kung-fu.co.kr
전   화/ (02)763-1445, 742-7070
팩시밀리/ (02)745-4802

등   록/ 제 406-30000002510019750000017호(1975.12.1)
특허청 상호등록/ 022307호

ⓒ2001.Seolim Publishing Co., Printed in Korea
ISBN 978-89-7186-406-7 13510